現役医師が熱く語る

がん患者を支える催眠療法

萩原 優＝著

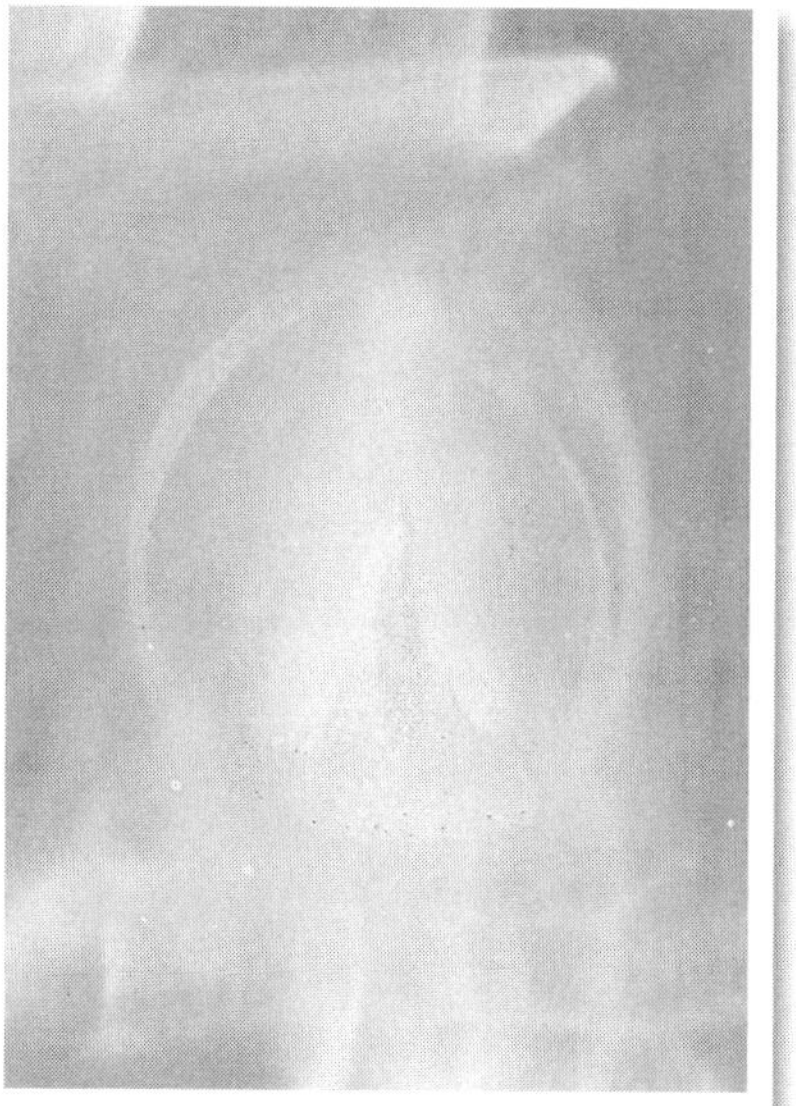

太陽出版

推薦のことば

がんは身体だけの病ではなく、心にも生命にも深くかかわる病です。だから、主として身体を対象とする西洋医学が手を焼くのは当然といえば当然の話なのです。ここはどうしても、心と生命にはたらきかける方法に登場願わなければなりません。

その意味で催眠療法も期待の星です。その催眠療法をひっさげて果敢に戦いを挑む萩原優先生は、時代の尖兵というべき存在です。期待するに大なるものがあります。

帯津良一（帯津三敬病院名誉院長）

増補・改訂にあたって

ものごとは時として思わぬ方向へと歩むのです。2022年10月、私は知り合いの和田仁医師と補完・代替医療に関心のある小倉一夫様と、気仙沼に日帰り旅行をしました。その旅行の目的は気仙沼に補完・代替医療を中心とした施設を作ることができないか、その為の視察でした。

その帰りの車の中で、仙台在住の和田医師が「がんの催眠療法」（太陽出版）という、私が初めて2010年に出版した本の内容に関して話したのです。そして、本の中の余分な部分を削って「催眠」に特化した内容にしたらいい本になる、と感想を教えてくれました。同行の東京在住の小倉様もその本を手にして、その内容に賛同して下さいました。

それまで、「がんの催眠療法」は絶版になっていて、再び世に出るとは全く考えていませんでした。確かに12年の時を経てもその内容は新鮮で本質をついている、そう感じました。

そこで、太陽出版に連絡をしたところ、初版の編集者である籠宮啓輔様が対応してくださいました。その不思議さを感じると共に、再度、新たな本として文章の加筆と削除で編集をして、籠宮様のご尽力のおかげで新たに新刊として出版できる運びとなりました。

世の中に偶然はないといわれていますが、まさに、今回の出版に際しては、ご縁を頂いた方々に心から感謝申し上げます。特に太陽出版の籠宮啓輔様には特別にご尽力を頂き、出版の運びに至ったことに心より感謝申し上げます。

萩原　優

2023年1月

まえがき

横浜市青葉区に「イーハトーヴクリニック」をオープンしたのは、２００７年10月のことでした。ここは、魂・精神・身体のバランスを整えることでがんの症状改善を目指そうと、催眠療法と代替療法を用いた治療を行うために始めた小さなクリニックです。

ここには、西洋医学では道を閉ざされた方々や、あるいは西洋医学の範疇を超えようとしている方々も全国各地から訪れます。

私は、消化器外科医として30年以上医療の現場に携わる中で、西洋医学だけによる医療の限界を感じ、ある時期から西洋医学と補完・代替医療を統合したホリスティック医療を目指すようになりました。

そして、心理学やエネルギーワーク、ヒプノセラピーを含むさまざまな代替療法を学び、がんのイメージ療法として知られるサイモントン療法などに触れて催眠療法の効能を再認識し、本格的に催眠療法について学び始めました。

2005年秋には、前世療法の世界的権威である精神科医のブライアン・ワイス博士から前世療法のプロフェッショナル・トレーニングを受け、また、ソマティックヒーリングの創始者のデイビッド・クィグリー氏からも直接学び、現在は仲間のセラピストたちと一緒に、クリニックでソマティックヒーリングも行っています。

がんのスピリチュアルケアをテーマとした本書の目的は、西洋医学以外の方法でがんやその他の病気と向き合いながら、がん（病気）の意味を知り、ご本人の気づきを通してがん（病気）を克服していく手助けとなる方法を提示することです。

催眠療法は、そのための一つの手段にすぎません。

催眠療法とは、意識の90％以上を占めている潜在意識と、自覚できる顕在意識がつながった状態で行う心理療法です。医師の語りかけにより、患者さんの潜在意識にアプローチすることで、ストレスが生じた根本原因を探ろうというもので、アメリカやイギリスでは1950年代から医師会によって認められてきた有効性のあるセラピーです。

現在、私が用いているのは「催眠腫瘍学」と名付けている方法で、「前世療法」「年齢退行」「がんのある臓器やがんとの対話」「ソマティックヒーリング（体細胞療法）」「ヒプノチャネリング」から成ります。

その詳細は本文をお読みいただくとして、私が本書を通じて最も読者のみなさんにお伝えしたいことは、がんそのものは良くも悪くもなく、私たちのものの見方やとらえ方によっていかようにも変わるということ。そして、「病気」は決して「自分」そのものではないということです。

魂と精神と身体の調和がとれていないと、自己治癒力が低下して、人は病気になります。ですから、人生においてそれらのバランスをはかることが何よりも大事で、そのためには「見える世界」だけではなく、「見えない世界」にも目を向ける必要があります。見えない世界、すなわち潜在意識の中にこそ、病気を生み出している原因があり、それと同時に克服するための大切なヒントが隠されているからです。

ぜひ一度、あなたの潜在意識に問いかけてみてください。

「私の病気の本当の意味は何ですか？」と。

本書が、その回答を得るためのヒントを与え、あなたにとって希望の灯となることを、切に願ってやみません。

萩原　優

目次

PartⅡ　自己治癒力を高める補完・代替療法

PartⅢ　催眠療法と前世療法の世界

目次

Part Ⅳ　ヒプノチャネリングによる魂のセッション

Part Ⅵ　これからの医療とスピリチュアルな生き方

PartⅦ　がんの痛みを支える催眠療法

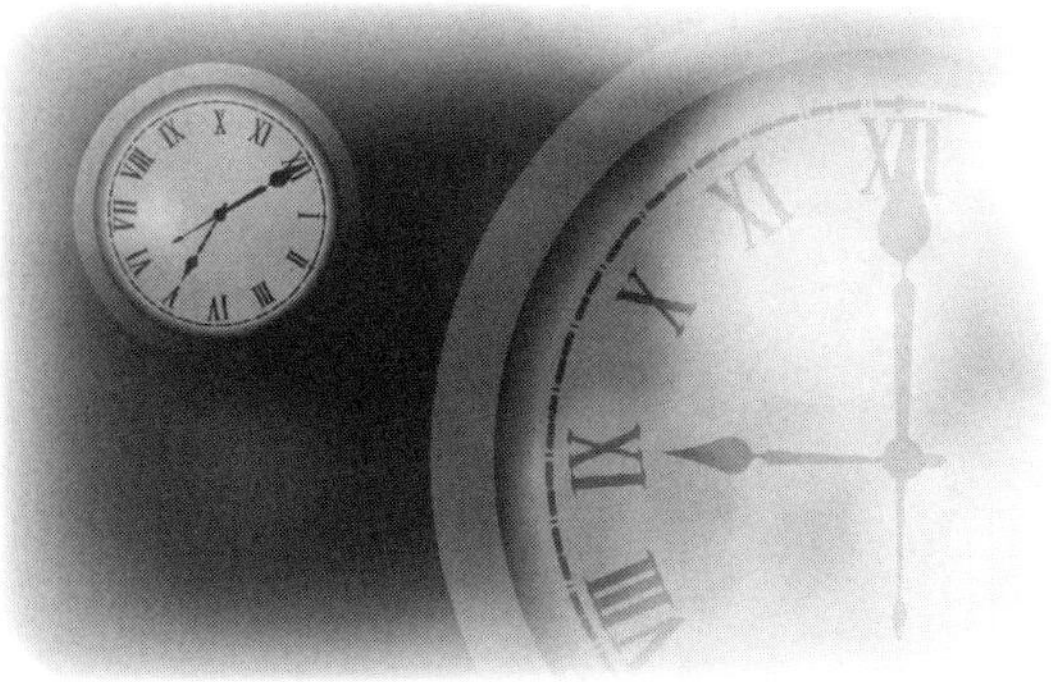

Part I
「見えない世界」を見すえた医療へ

西洋医学のがんの3大治療法

イーハトーヴクリニックは、「催眠療法とがん患者さんにホリスティック医療」を行う完全予約制・自由診療のクリニックで、心療内科・消化器科・内科を診療科目としています。

催眠療法については後述するとして、まずはホリスティック医療とはどのようなものか簡単に触れておきます。ホリスティック医療（医学）というのは、「スピリット（魂）・マインド（精神）・ボディ（身体）」の3つのバランスを重視する医療（医学）です。

ボディは肉体、身体のことですが、マインドとスピリットに関しては、日本語で表現する場合はいくつかの意味があります。マインドに含まれるのは、「感情」「意思」「心」「精神」

など で、スピリットには「魂」「いのち」「霊性」といった意味合いも含まれます。したがって、本書の中では文脈に沿ってその意味を汲みとっていただきたく、あらかじめその点をご理解いただきたいと思います。

ホリスティック医学の特徴は、身体の部分を画一的に修理・交換するような現代西洋医学の機械的なアプローチに対して、症状だけでなく、一人ひとりの患者さんの心の状態や目に見えない背景を考慮しながら、本人の自己治癒力を高めることを目指して、全人的なアプローチを心がけることです。

たとえば、木が害虫にやられて病気になったとしましょう。西洋医学的な方法では、木の腐りかけた枝を切ってしまうか、殺虫剤をかけて虫を殺します。しかし、木にもいのちの歴史があり、長い間さまざまな風雪に耐え、深く根を張って生き抜いてきた総合的な生命力が備わっています。

ここで大事なことは、木が生命力を取り戻すことができるように環境全体を見直すことであって、単に病気の部分（害虫や枝）だけを取り除いても本質的な対応とはいえません。そのように、全体の関係性を見ながら生命力そのものを高める必要があるのではないかという発想から、ホリスティックな医療が望まれるようになったわけです。

とはいえ、西洋医学を否定するわけではありません。私自身は、大学病院で消化器外科医として30年以上臨床経験を積み、3千例以上の手術に関わってきたことから、西洋医学のすばらしさや利点も十分理解しているつもりです。

西洋医学は見える医療であり、それは統計的に処理できるもので、医療従事者は規格に合わせた標準的な医療を行わなければなりません。それゆえ、知識重視であり、誰が行っても同じ結論を導くような画一的な医療です。

西洋医学に基づいたがん治療の効果は確かにあります。手術をしなければ生命が数カ月しかもたないと思えるがんの患者さんでも、手術によって何十年と生きられるケースはそう珍しいことではないし、そこに外科医としての喜びもあります。また、手術以外の抗がん剤や放射線治療などで、一時的にでも症状が軽快した人たちがいることも事実で、私もそれは十分承知しています。

一方、代替療法をやっている人の中には、西洋医学におけるがんの3大治療法（手術・化学療法・放射線療法）に否定的な人も少なくありません。代替医療は、西洋医学の代わりに行うというスタンスで、それが極端になると西洋医学と対立する恐れもあります。

また、マスコミなどで「西洋医学に頼らずに自分で治した」「西洋医学はいらない」といった報道も一部見受けられることがありますが、それは明らかに極論だと思います。

私から見ると、多くの人が西洋医学の恩恵にあずかっているし、現に手術によってよくなっている人たちは大勢います。もちろん、自分自身の生き方が変わることで病気がよくなったというケースもあるでしょうし、日本や外国の文献にも「こうして自分でがんを治した」というケースも多く見られます。しかし、注意しなければならないのは、なかには自然治癒とは思えないケースも含まれていることです。

抗がん剤の功罪

たとえば、ステージⅣの人が「自分は末期がんで、余命3カ月から6カ月と言われていたのに、それ以上元気で生きている」というようなケース。しかし、たとえステージⅣであっても、何も奇跡的なことが起きなくても自然に治る人はいるわけです。腫瘍マーカーが高かったのが下がったというのも、必ずしもがんでなくても上がる場合があります。要するに、検査ではっきりとがんが確認されていたわけではなかった可能性もあるのです。

手術と比べて治療効果がわかりにくいのが、抗がん剤です。私も患者さんに抗がん剤を投与していましたが、当時は投与する量を規定通り目いっぱい使っていたので、その副作用で亡くなってしまったと思われる方もいました。その場合、死亡診断書に「抗がん剤の副作用死」などとは書かないので、化学療法による効果とリスクがわかりにくい。ですが、実際には抗がん剤の副作用で肺炎になったり、出血が止まらなくなったりして亡くなられるケースもあるのです。

そもそも抗がん剤の適応量は、人間が耐えられるだけの量を設定しています。ここまでは耐えられるという量を基準にしているので、耐えられる人もいるし、耐えられない人もいるわけですから、ある意味では人体実験に近い考え方です。

そこで私は、ある時期から抗がん剤の量を10分の1くらいにして患者さんに投与する経験もしました。今では低用量の抗がん剤の投与は一部の施設で行われていますが、これは標準治療のルールから外れています。しかし、低用量でも効く人はちゃんと効くし、副作用も少ないので患者さんにも負担が少ない。まさにさじ加減次第です。

現在は、抗がん剤も使い方次第で病気もかなりよくなってきます。私も、胃がんで手術が不可能な人が、抗がん剤を使うことによって、それまで食べものを食べられなかったのが1週間ほどで食べられるようになって退院できたケースを経験したことがあります。

ただし、抗がん剤を使っても耐性ができるので、半年くらいしか保たずに再入院します。その場合は同じ抗がん剤を使っても効かないし、他の薬に変えてもなかなか効かないことが多いのも事実です。

もちろん、抗がん剤で治ったという人もたまにいます。医学会の雑誌に出るくらい珍しいケースですが、そのようなことも実際にあります。医者も何とか患者さんの役に立ちたいと思うので、確率は低いとわかっていても一つの希望の灯として抗がん剤の使用は魅力的なのです。宝くじを買う時でも、「絶対に一等が当たる!」と思って買う人は少ないでしょう。でも、「もしかしたら……」という気持ちで買う。それと同じように、医者も「もしかしたら……」という思いで抗がん剤を投与しているのが実情だと思います。

今でこそ、抗がん剤を使った人と使わなかった人との差がわかるようになってきましたが、私が大学病院にいた頃は、臨床治験をやっても抗がん剤を使った人と使わない人との差がまったく見られませんでした。したがって、使っても使わなくても変わらないという状態がしばらく続いていたのですが、ここ数年の間に新たな抗がん剤の開発により、抗がん剤投与による有効性（生存率）が高まったという統計も見られるようになりました。

とはいえ、全体から見るとその恩恵に与かれる人は10人のうち数人いるかいないかで、単に生存率が数カ月延びたからといって、その患者さんにとっての生活の質（ＱＯＬ）が向上しなければ、一概によかったともいえないのではないでしょうか。

西洋医学の限界

ちなみに、国立がん研究センター中央病院のホームページ（２０１０年5月現在）には、「抗がん剤の有効性と危険性」について次のように記載されています。

《悪性疾患に対する抗がん剤の効果ですが、抗がん剤で治り得る疾患は、急性白血病、リンパ性白血病、悪性リンパ腫、睾丸腫瘍、絨毛がんなどです。これらは1年間に

1，500～1，600人が死亡するといった、非常にまれな疾患です。胃がんや肺がんは、年間にそれぞれ70，000人と50，000人ですから、それらに比べると非常に少ない疾患です。

また、病気の進行を遅らせ得るがんとしては、乳がん、卵巣がん、骨髄腫、小細胞肺がん、骨髄性白血病、悪性リンパ腫などがあります。

投与した患者さんのうちの何％かで効いて、症状が和らぐというのが、前立腺がん、甲状腺がん、骨肉腫、頭頸部がん、子宮がん、肺がん、大腸がん、胃がん、胆道がんなどになります。

効果がほとんど期待できず、がんが小さくなりもしないというがんに、脳腫瘍、黒色腫、腎がん、膵がん、肝がんなどがあります。

患者さんの数が多いがんをみると、抗がん剤による治療では、がんが小さくなって、そして症状が和らぐというぐらいが、まあまあいい効果であると思います》(国立がんセンター中央病院 放射線治療部長 西條 長宏)

がんが再発したり、進行しているために手術ができない患者さんなどは、手術以外の非観血的な（血を観ることのない）治療を施しても、どうしても限界があります。

このように、西洋医学は万能ではないし、がんに対しても原因に基づいた根本的な治療ではなく、がんを切除したり、抗がん剤で殺したり、放射線で焼くという対症療法にすぎません。

私が長年におよぶ西洋医学の臨床現場で経験し、つくづく実感したのは、そうした問題や限界を乗り越えるには、「見える医療」から「見えない医療」へと転換をしないとどうしようもないのではないかということです。要するに、肉体を持った存在としてのみ焦点を合わせる、物質的な西洋医学には限界があるのです。

身体と心は切り離すことはできないので、どうしても「心身一如」の世界、さらには魂・精神・身体が織物のようにお互いが影響し合っている領域に踏み込まざるを得ない。ゆえに、これからは「見えない世界」を想定した医療が必要であり、スピリチュアルな医療が求められていると私は思います。

スピリチュアルな医療とは、私たちの魂や心を身体と同様、あるいはそれ以上に大切にする医療であり、私はそれこそが真のホリスティックな医療だと考えます。

ＷＨＯ（世界保健機関）は、その憲章前文の中で、「健康」とは「完全な肉体的、精神的及び社会福祉の状態であり、単に疾病または病弱の存在しないことではない」と定義していました。

それが、１９８８年の執行部理事会において、「完全な肉体的(physical)、精神的(mental)、スピリチュアル(spiritual)および社会的(social)福祉のDynamicな状態であり、単に疾病または病弱の存在しないことではない」と改訂することについて総会の議題に上げることが決議され、その後、事務局長預かりとなって、いまだに結論が出ていません。このように、「スピリチュアル(spiritual)」という概念は、世界各国が参加しているＷＨＯでも検討されているのです。

ホリスティック医学は、「魂・精神・身体」の三位一体の観点に立ったものです。一般的には、身体と精神の両面を扱う医療がホリスティックな医療であると見なされていますが、本当の意味でのホリスティック医療は、そこにしっかりと霊的要素を取り入れることによって成立するのではないでしょうか。

身体と精神のつながりについては、すでに心身医学の領域で扱われていますが、より深い魂（スピリット）に関しては、医療領域で真正面から取り上げることはまずありません。ターミナルケアで、終末期におけるスピリチュアルペイン（生死に関してさまざまな疑問を抱くことで生まれる苦痛）に対するスピリチュアルケアという文脈で使われる程度で、医療従事者が目に見えない世界に足を踏み入れることは未だにタブー視されています。

そこでまず、なぜ私が目に見えない世界に目を向けるようになったのか、その経緯についてお伝えしたいと思います。

希望なきホスピスの患者さんたち

私は大学病院時代に外科をやりながら、緩和ケアに関心を持ち、退職してからも非常勤としてホスピスに1年半ほど勤めました。私にとってホスピスは、とても気持ちよく勤めることができる場所でした。

それまで勤めていた外科病棟では、朝から廊下には検査に行く人や手術に行く人を乗せたストレッチャーであふれ、みんな時間に追われているのでエレベーターも取り合い。こうした戦場のような慌ただしい雰囲気で、回診も短時間のうちにすませなくてはいけません。

それに対して、ホスピスは30分くらいかけてゆったりと患者さんを診ながら話ができ、とても心地よい環境でした。しかし、環境としてはよかったのですが、患者さんと接しているうちにある事実に直面したのです。それは、本当はもっと治療を受けたいけれど仕方なくホスピスに来た、〝見放された患者さん〟がかなりの率でいるということです。身体的苦痛を和らげることはしても、病気そのものの治療はしないという緩和ケアのあり方に対して、私は医者として、患者さんの希望の芽を摘んでいるようなやるせなさを感じました。

もちろん、「いろいろやったから、もうこれ以上延命のための治療はいい」という患者さんもいますが、多くの患者さんはまだ何とかしてほしいと願っている。にもかかわらず、在院日数の制限上、家に帰るか、病院にいるならホスピスに行きなさいといった感じで、追われるように仕方なくホスピスに来たという患者さんたち……。

そのような患者さんたちは、夜、一人ベッドの上でどんな気持ちでいるのだろう？　何もせずにただ時間だけが過ぎていくのを見ているのは医療者として忍びない、何とか西洋医学以外の方法でも有効な治療法がないだろうか――そんな思いが、補完・代替医療を学ぶ動機となりました。補完医療は、西洋医学を補っていくという立場ですが、日本では、代替医療と併せて、西洋医学以外の治療法を補完・代替医療と呼びます。

私は、いろいろな方々からさまざまな補完・代替療法を紹介してもらったり、情報提供を受け、また自分でも数多くの本を読み、いくつものセミナーや勉強会に出かけていきました。その主なものは、温熱療法、ビタミン療法、心理学、エネルギーワーク、がんのイメージ療法として知られるサイモントン療法、催眠療法（ヒプノセラピー）、ヒーリング等々です。

そこで感じたのは、補完・代替医療の中でも、単に「この○○がいいよ」とサプリメントや健康商品などを勧めるだけだと、私から見ると副作用のない（あるいは少ない）西洋医学をやっているのとあまり変わりはないのではないか？　ということでした。

それよりも、もっと大きな視点から、西洋医学が得意とする面と補完・代替医療が得意とする面を統合する形のホリスティック医療の方向に自然と目が向くようになりました。

ホリスティック（holistic）の語源は、もともとギリシャ語 holos（＝全体）から来ています。

この「全体（whole＝まるごと・完全な・健康な）」というのは、魂・精神・身体までを含んでいて、確かに私たちが生きているというのはこれらすべてを包んでいると考えざるを得ない。そこで、病気を引き起こしている一番根底にある原因を見極めて、バランスをはかっていく。とりわけ、精神的なストレスが原因の場合、精神（心）と魂の折り合いやバランスがとても大切になってくるのではないか、そう思うようになったのです。

人間はなぜ治るか？

ちょうどそんな折、がんの生還者の体験談を集めた「人間はなぜ治るか」というNHK教育テレビの番組を見て、がんの自然治癒（自然退縮）を体験している人たちがいることを知りました。自然退縮というのは、通常の西洋医学の治療法でない方法でがんを消滅させたり、小さくすることです。

再発した乳がん、余命1週間の肝臓がん、末期の胃がん等々、手術も化学療法もせずに治していた生還者たち。彼らの元気な姿を見て、がんやその他の病気であっても西洋医学以外の療法でも治ることがあるし、実際に自分で治してしまう人もいるんだということに気がついたというか、教えてもらったのです。

現に私のまわりでも、病理学的にがんと証明されていたにもかかわらず治った人もいました。

私が入局した科の教授は胃がんになりました。当時、私は附属病院にいたので、実際にその教授の手術に立ち合ったわけではありませんが、すでに進行していて肝臓にも転移があると思われ、リンパ節もすごく腫れている状態だと聞いていました（ただし、肝臓の腫瘍の組織を取っていないので１００％肝臓に転移があったかどうかはわかりません）。

がんを取らないと出血するので胃だけでも取りましょうと、肝臓やリンパ節はそのままにして胃だけ取ることになりました。ご本人には「早期がんだから大丈夫」と伝えられていましたが、医局の人たちは彼が末期がんであることを知っていました。

一般的には、進行性の胃がんの場合、非治癒手術をしても3カ月から半年で再発し、進行するのが普通です。ところがその教授は、３カ月経っても半年経っても元気で、さらに

2年経っても元気なので、周囲は「変だぞ?」となったのです。

ついに10年後くらいに腎臓が悪くなって亡くなられたのですが、最期までがんの進行は止まっていたようです。教授の奥さんに電話で聞いても、「何もしていません。抗がん剤もやらず、毎晩お酒を飲んでいました」とおっしゃるだけで、「そのお酒の銘柄は何だろう?」などと気になるところですが、そういうことが実際に起こるわけです。

もしかしたら、その教授は、早期がんと聞いて自分が治ったと思っていたのがよかったのかもしれません。というのも、後に病理の先生がその教授に「実は進行している」と告げたのですが、本人は2年経っても元気なので別に驚きもしなかったそうです。

もう一つ、ホスピスの患者さんでこんな例もありました。

食道がんで、大学病院で余命半年と言われていた男性の患者さんが、1年経ってもとても元気で過ごされていました。「今日は陶芸教室に行きます」といつも楽しそうにしていたことから、「もう家に帰れるのでは?」ということで、自宅に帰る前に内視鏡検査をしました。

やはり、がんの進行は見られず、内視鏡検査でも大きさはほとんど変化していませんでした。その男性は何も治療はせずに、ただホスピスで趣味の陶芸などをしてゆったりと過ごしていただけです。

それまで、男性の奥さんは精神疾患で（入退院をくり返し）、一緒に家にいると大変な思いをしていました。男性がホスピスに入ったことで、そのストレスからは解放されていたのです。三食昼寝つき、「自分の好きなことができるようになった」と。

それで、男性は結局退院したのですが、自宅に戻ってから3カ月ほどして内視鏡検査をしたら、もう内視鏡が通らないくらいがんが大きくなっていたのです。そして、それから間もなく亡くなりました。おそらく、また奥さんと一緒の生活に戻ったことでストレスが溜まり、がんが進行したのではないかと思われます。

ことほどさように、がんというのは得体が知れないものなのです。

がんの主たる原因の一つとして、ストレスなどの心的要因が指摘されていますが、実際に患者さんを診ていると、否定的な感情が自己免疫力を下げてしまい、腫瘍を大きくしてしまっていると思われるケースが多く見受けられます。

一方で、それとは逆にこんなケースもあります。

脳腫瘍の少年が体験した奇跡の物語

皆さんは、カナダで起こった実話をもとにして制作された映画「天国の青い蝶」をご存知でしょうか？　これは、ブルーモルフォと呼ばれる神秘の蝶を一目見たいという、余命わずかな末期脳腫瘍の少年と、その少年の夢を叶えてあげようとした昆虫学者が体験した奇跡の物語です。

余命数カ月の少年の夢を叶えるため、その昆虫学者は車椅子に乗ったその少年とともにジャングルへと旅立ちます。ブルーモルフォを見られる時期はあと1週間。それまで狭い世界しか知らなかった少年は、森の生き物たちを見つけるたびに胸を躍らせます。

しかし、そこにブルーモルフォの姿はなく、あきらめかけた時、ブルーモルフォのメスが出現。昆虫学者は少年を肩に乗せて走り出したものの、蝶は彼の足よりも速く飛び去ります。その夜、少年が高熱で倒れ、夢の中で先住民たちの歌が鳴り響き、彼は突然、身体が楽になったと感じます。目を覚ました少年は、傍らで見守っていた母に「きっと二人で行けばブルーモルフォが現れる」と告げ、昆虫学者は命をかけて少年を守ると約束。そして、森の奥に入ると、想像を絶するような奇跡が二人を待ち受けていたのです。

この実話も、心の持ち方が奇跡を生むことを私たちに教えてくれているようです。

がんはどんな状態からも挽回可能です。たとえ末期がんで余命を宣告された人でも、世界中はもちろん、日本にも自然退縮させた人たちが大勢います。

ですから、この本を読まれているがんを患っているあなたも、決して失望したり、あきらめずに希望を持って、ぜひその「例外的な患者さん」になっていただきたいと切に願っています。

がんの原因の大半は、心の持ち方にあります。そのキーワードは「自己免疫力」です。自然退縮は、いかに自己免疫力を高めるかにかかっています。自己免疫力は自己治癒力とも言い換えられますが、本来、誰にも備わっている「自分で自分を癒す力」です。

誰でも、毎日数百から数万個のがん細胞が新たに生まれているといわれます。しかし、健康な人は、自己免疫力のおかげで免疫細胞ががん細胞を増えないように抑制しているので支障がないのです。つまり、自己免疫力が高まっていればがん細胞の増殖は抑えられるわけで、その自己免疫力は、実は心の状態に大きく左右されているのです。

過度のストレスが続くと、精神（心）からホルモン系や免疫系に影響が及んで、やがて発病につながる恐れがあることが、精神神経免疫学という新しい学問領域で研究されています。これは、心の持ち方、つまり脳や神経経路の働きと内分泌系や免疫が密接に連関しながら、身体を外敵から守り、良好な状態に維持しようとするシステムがあるということです。

昔から「病は気から」といわれるように、心の状態が免疫力と直結していて、さまざまな疾患の発病や治癒に密接に関連していることが科学的にも明らかになってきています。ですから、単に「病巣を取り除けばいい」という発想ではなく、自己免疫力が低下した原因は何かを探りながら、いかに自己免疫力（自己治癒力）を高めていくかが大事なのです。

イーハトーヴクリニックにおいて私たちが目指しているのは、がんを敵と見なし、取り除こうとする西洋医学的な発想ではありません。がんがどのような機序でどのような意味を持って出現したか、その原因を探り、そこを解決する根本的な医療です。

Part Ⅱ
自己治癒力を高める補完・代替療法

自己治癒力を高めるために

自己治癒力（自己免疫力）を高めるための具体的な方法は、主に以下の3つです。

①考え方を根本的に変える……がんに対する考え方を根本から変えることです。がんは本来「中立」です。良いものでも悪いものでもないのです。このような見方をすることにより、怖い「死の病」ともありがたい「恵みの病」ともなるのです。がんはどうしてできたのだろうか？　がんはどのようなサインをあなたに送っているのだろう？　このように、がんに対する観念、思い込みを変えることにより、あなたの辛い感情は和らぎます。

そこから前向きな行動が生まれます。

②血液を浄化する……身体の中の血液をきれいに浄化することです。浄化は私たちが食べた食物とそれを排泄することにより達成されます。そのために、食事の内容・バランスに気を配ること、そして便秘を防ぎ、必要に応じてデトックス（解毒）をすることが重要です。デトックスによって体内の毒素や老廃物が体外に排出され、血液中の免疫物質が増えて免疫力がアップします。そして深呼吸をして、酸素を十分に血液中に送ることも重要です。血液とリンパ液の循環がとても大切となります。

③身体を温める……がん患者さんは往々にして体温が低く、手足が冷たくなっています。身体を温めることにより、免疫力が上がります。そして、体が温かくなると血管が拡張して、循環が良くなります。がん細胞は35度台の低体温の時に最も活発に増殖し、逆に体温が1度上がると免疫力は著明にアップするともいわれています。

以上の点を踏まえて、イーハトーヴクリニックでは、精神面においては催眠療法を中心とし、身体に働きかける（といった）いくつかの補完・代替医療を行っています。

数ある補完・代替医療の中で、私が催眠療法に着目した理由は、心の奥底（潜在意識）にある根本的な問題にアプローチするということが、症状改善に役立てる手段の一つとして有効だと思ったからです。

以下に挙げるヒプノオンコロジー（催眠腫瘍学）は、患者さん自身ががんの意味を知るための催眠療法で、日本に初めて村井啓一先生と一緒に私共が紹介しました。ソマティックヒーリング（体細胞療法）も催眠療法の一種です。

私のクリニックには、西洋医学一辺倒の人は来ません。

補完・代替医療を受け入れやすい人がいらっしゃいます。そのような患者さんたちに、がんの原因と思われることがらについてお話をうかがっているうちに、必ずストレスの問題が出てきます。

そのストレスの原因について、「仕事が忙しいから」「上司との相性が悪いから」などと顕在意識で考えて分析しても、根本的な理由や解決にはつながりにくい。そこで催眠状態で上司との関係を見てみると、実際には頭で考えている状況とは違うことがよくあります。

そのような価値観を抱く原因は、子供の頃の出来事や、前世（過去世）にあることが普通です。

このように、ストレスなど心の問題で来られる方にとって、心の奥底を見る、あるいは自分の知らない部分に気づく、本当の姿を知る方法として催眠療法がとても役立ちます。

ですから、がんに限らず、膠原病など自己免疫力が低下しているような症状の方々には「このような方法もありますよ」と催眠療法についてお話しするようにしています。

もちろん、催眠を受け入れるかどうかは人によってさまざまですが、体験される方の中には、「あっ、そうか」「自分の深いところではそんなふうに思っていたのか」などと気づかれる方が少なくありません。

潜在意識のレベルで本当の自分自身と出会い、それによって人生観が変わったり、病気のとらえ方が変わる。そうでなければ、根本的な治療にはつながりません。いくらがんを取っても、根本的な理由が理解できていないと、同じことをくり返します。

もし、自分の深い部分にあるストレスが結晶化してがんになっているとしたら、結晶化した根本原因に気づかなければ、一時的に取り除いてもまたできてしまうからです。

自分自身が培ってきた、ものごとのとらえ方や考え方のもとにあるパターンに気づくことが、自己治癒力、自己免疫力を促し、結果としてがんの自然治癒につながるのです。

一般的には、がんは怖いもの、悪いものと思われていますが、決してそうではありません。本人が、がんにどのようなレッテルを貼るかによって、良くも悪くもなります。がんに対する考え方、とらえ方を選択しているのは他ならぬ自分自身であり、それが潜在意識にも影響を及ぼしています。

現に、「がんになって良かった」という人もいます。がんになったことで、それまで気づかなかったことに気づけた、周囲の人たちに助けられていたことに気づけて感謝できた、と。一方で、「なぜ自分ががんという不幸な病に見舞われたのか？」「がんで死ぬなんてごめんだ！」と不安や怒りの感情にさいなまれる人もいます。

ですから、私はまず患者さんにこう尋ねます。

「がんのことをどう思っていますか？」「がんは悪いものですか？」「がんは他人がつくっ

たものですか?　ご自身がつくりだしたものですか?」「もしがんが何かのメッセージだっとしたら、ご自身の中で何か思い当たることはありますか?」と。

魂・精神・身体とのバランス

いろんな条件が重なったにせよ、がんそのものは「自分自身がつくりだしたもの」であることには変わりありません。だからこそ、自分で治せるし、自然治癒が起こるのです。「なぜそんなことが言えるのか。科学的に証明できるのか?」と問われれば、「それはわかりません」と言うしかありません。ですが、そう思わざるを得ない症例に数多く立ち合ってきたのは事実ですし、そのようなご本人の気づきや価値観の転換が、がんの自然退縮を体験した人たちに共通しているのです。

自己治癒力（自己免疫力）をいかに発揮させるか——それにはいろんな手段・療法がありります。基本的には前述したように、①それまでの自分の考え方を根本的に見直し、②血液を浄化し、③身体を温めること、そして、そのために自分に合った療法を選ぶことです。

その際に必要な注意は、「〇〇でがんが治った」という人の方法を、無理に自分に当てはめないことです。

たとえば、「朝、太陽を拝んでいたら治った」「無農薬の玄米菜食をしていたから治った」という人の話を聞いて、そうすれば必ず良くなるはずだと頭で考え、「〜ねばならない」的な指向になるとかえってストレスになる恐れがあります。

その方法が本当に気持ち良くて、自分の心が平安になればいいでしょうが、もし無理強いしているようで負担に感じたら、あまり良い効果は期待できないでしょう。

もう一つ重要なポイントは、自分の魂（スピリット）と思考や感情（マインド）、そして身体とのバランスをはかることです。頭では「もっと生きたい」と思っていても、魂では「もう十分生きたからいいよ」という人もいるでしょう。いくらエゴ（自我）が生きたいと思っても、魂レベルでそう思っていなければ、治らないケースがあるようです。

これを、スピリチュアルな視点で見ると、今世では魂が身体（肉体）を借りているということに他なりません。また、輪廻転生《りんねてんしょう》をくり返す永遠に旅する魂。魂は意識であり、私たちの意識が宇宙の源である「大いなる存在」とつながる感覚が大切で、そのような本人の深い〝気づき〟が必要な気がします。

魂というのは、とらえにくく、西洋医学とはかけ離れたところにあるので、代替医療をやっている医療者でもあまり正面から取り上げようとはしません。

しかし、ただ単にいろんな補完・代替医療を組み合わせるのではなく、西洋医学が得意とする領域と併せて真に統合していくのであれば、やはり目に見えない魂やスピリチュアルな領域とも統合していく必要があります。

催眠療法やヒーリングは、そのための有効な手段の一つではないかと私は思っています。

もちろん、すべての人が催眠療法を受けられるわけではないので、他の療法においても私たちは最大限その方をサポートさせていただくことに変わりはありません。

本書は「スピリチュアルケア」をテーマにしているため、当クリニックで行っている補完・代替医療についての説明は最小限にとどめ、主に私が取り組んでいる催眠療法の３つの方法について次章から詳しく述べたいと思います。

イーハトーヴクリニックの診療内容

【初回コンサルテーション外来】（60分）
通常のカウンセリングや、下記の項目以外の初診診療が該当します。
これからどうしたらいいか、とにかく相談してみようという患者さんに最適です。

【がんセカンドオピニオン外来】（60分）
がんという言葉には、西洋医学的には、診断・治療・緩和ケアに至るまでさまざまなことが含まれます。また、それに補完・代替医療を加味するとその選択範囲はさらに広まります。ここでは、西洋医学から補完・代替医療まで現在かかっている医療機関での説明に納得できなかったり、疑問を感じた時には幅広く相談に応じます。

【がんホリスティック・統合外来】（120分）
西洋医学の治療法を受けながら同時に、補完・代替療法を受けたい。また、西洋医学を選択してきたが、補完・代替医療を視野にいれた治療法を選択したい。あるいは、西洋医学の治療は十分受けた、これからは補完・代替医療を受けたい。逆に今まで補完・代替医療を受けてきたが、やはり、西洋医学の治療を受けたいなどの相談にも応じます。

このような場合には、西洋医学と代替医療の知識を併せ持つことが必要となります。両方の医療を経験してきた立場から、その人に適して、かつ必要としている診断・治療法などの情報を提供します。

【がんサポート外来】（１２０分）

がんに関して困ったこと全般に及ぶ相談外来です。患者さん自身の問題・疑問はもとより、家族の方々が持っていらっしゃる患者さんへの対応方法や家族自身が抱えている問題など、どんなことでも遠慮なく相談いただける外来です。

【ヒプノオンコロジー（催眠腫瘍）外来】（１８０分）

がんの原因としてストレスなどの心因的要因が指摘されています。否定的な感情ががんを生むともいわれています。また、がんの発生には「魂・精神（感情）・身体」間のバランスの崩れが関係してきているといわれています。がんを根本的に掘り下げていくと、ただ単に身体面を診るだけでは十分でありません。この「精神・魂」の歪みは潜在意識下（無意識のレベル）に埋もれているために、通常の顕在意識で考えても分かりません。

そこで、催眠を用いて潜在意識に入ることによって、がんが生じるより深い精神面での原因を探ると同時に、その人の本当の自分の部分（ハイアーセルフ）を認識することにより、癒されると同時に本来の生き方に気づくことが可能となります。

この外来は、心の内側に入り「がん」の意味を考える外来です。それにより、がんそのものにも変化が起こることが期待されます（次章で詳述）。

【再来外来】（30分）

通院2回目以降で、診察・相談を受けるための外来です。

【スピリチュアル・ヒーリング】

現代のスピリチュアル・ヒーリングはハリー・エドワーズ（1893―1976）というイギリスで活躍したヒーラー（霊的治療家）から世界中に広まりました。1950年頃には、エドワーズ氏のもとに世界各地から治療依頼者の手紙が年間70万通以上も届いたそうです。40年間にわたって世界中の何百万人の人びとを直接治療、遠隔治療したエドワーズ氏の霊的治療は、イギリス医師会も1956年の報告書でその効果を認めています。

ここで行うスピリチュアル・ヒーリングは、治療の主役が地上の医者ではなく「霊界の医者」であり、地上の医者はこの「霊界の医者」の道具・通路としての役目を担います。これは、ハリー・エドワーズが行った方法と同じ考え方です。すなわちこのスピリチュアル・ヒーリングでは、霊界の複数の医者からなる治療医師団から、高次元の霊的エネルギーが送られ、地上の医師がパイプ役となります。スピリチュアル・ヒーリングの目的は、病気が治ることと同時に、霊的な事実を知ること、すなわち魂の覚醒にあります。

【ソマティックヒーリング（体細胞療法）】

Somatic Healing（ソマティックヒーリング＝体細胞療法）はアメリカのデイビッド・クィグリー氏が開発した手法です。ある時には、1回だけでも、この手技が奇跡的なヒーリングをもたらすこともあります。また、クィグリー氏は「この手技は、あくまで適切な医療と連携を取りながら行うものであり、また、決して通常の医療に代わるものではない。この手技を実施する人たちは、常に出来るだけ医療の管理下に行うこと」と述べています。

この手技は、「潜在意識が人間の思考・行動の基になっている。慢性疾患などは原則的にその人自身が作ったものであり、その人の意識と行動を変えることにより、また、身体を本来の状態に戻すことにより、病気は必要としなくなる。また、身体そのものもどのようにしたら自分の病気の場所を治せるかを知っている。それらを併せることにより、心身ともに健康状態に戻る」という考え方に基づいています。また、外傷などの後遺症に対しても有効です。その場合には、その外傷を負った直前に戻り、再体験することにより、身体（体の細胞）が本来の働きに戻るようにします（具体的な方法についてはパートⅢ

で詳述)。

【波動セラピー】

波動機器「HADOアストレア」を使って健康状態の測定と改善を行います。万物は振動しており、それぞれが特定の周波数を持ちます。人体、臓器、組織、細胞など、すべてはエネルギー=振動=波動としてとらえることができます。「HADOアストレア」は、共鳴という波動の性質を利用して、自分のエネルギーのバランスを測定、改善できる機器です。自分の健康状態、病気についてエネルギーバランスの面からとらえる方法であり、この測定は西洋医学の診断・治療法に代わる方法ではありません。自分に合ったオリジナルの波動水を作ることや、自分で感じた言葉を入力して自分の心の在り方を確認したり、人間関係や仕事などさまざまな相性を調べることもできます。また、食品や汚染物質、ハーブ、ホメオパシーなど多数の情報がデータベースに内蔵されていることから、自分に影響が高い情報リストを得たり、サプリメントやアクセサリーなどとの相性を調べることも可能です。

【機能性食品・サプリメント】

現在の食品には、昔のものに比べてミネラルなどの栄養成分やパワーが少なくなっているといわれています。そのため、健康な状態であれば、普通の食材を食べていてもとくに差し支えないと思われますが、病気の方は、栄養補助食品で補う必要があると考えられます。

それゆえ、当クリニックでは、免疫アップや体調を整えたり、浄化作用を促したり、ビタミンC摂取を目的とした健康食品やサプリメントをお勧めしています。

「レンチマックス」は、免疫力の強化と調整作用を促す機能性食品です。シイタケ菌株の抽出培養エキスであるＬＥＭとＢＡＰ、それに、厳選された霊芝《れいし》（マンネン茸）からの抽出培養液であるＭＡＫを併せた栄養補助食品です。

Part Ⅲ

催眠療法と前世療法の世界

誰でも日常的に催眠状態を経験している

「見えない世界」に踏み込むにはいろいろな方法がありますが、私のクリニックではその一つとして催眠療法（ヒプノセラピー）を行っています。

私がこの療法を用いるのは、がんは自分自身が作ったものである以上、自分で治せるだろうという考え方が根底にあり、がんに罹った意味やそのメッセージを知る方法として催眠療法が有効であると思っているからです。

もちろん、がんに限らず、ストレスが原因となるさまざまな疾患は、本人の心の状態、持ち方と密接に関連しているので、心の深層を探る催眠療法は、あらゆる出来事や病気の

〝隠された意味〟や〝本人にとっての真実〟を知るために役立つ可能性があります。

私が本格的に催眠療法を学ぼうと思ったのは、サイモントン療法などのイメージ療法に触れるうちに潜在意識にアプローチする催眠療法の効力を再認識したからです。

そこで、日本ホリスティックアカデミーが主催しているヒプノセラピーのベーシックコース、自己変革ワークショップ、前世療法プロフェッショナルコース等を受講し、同アカデミーの村井啓一先生より催眠技法の個人指導を受けました。そして、2005年秋にアメリカで前世療法の世界的権威である精神科医のブライアン・ワイス博士から前世療法のプロフェッショナル・トレーニングを受け、さらに、2009年にはアメリカ催眠士協会（National Guild of Hypnotists＝略称NGH）のインストラクターの認定を受けました。

催眠療法とは、顕在意識の下にあって、意識の90％以上を占めている潜在意識と顕在意識がつながった状態で行う心理療法の一種です。催眠状態になって潜在意識とつながると、その中に暗示やイメージを送り込みやすくなります。これを応用したのが暗示療法、イメージ療法です。

いずれにしても、催眠療法士は暗示的な言葉を使ってクライアントの身体と心をリラックスさせ、潜在意識とのつながりを深めるお手伝いをするにすぎず、あくまでクライアント自身による自己催眠です。

催眠療法士の誘導でクライアントの脳波が深いリラックス状態に導かれると、本人が普段意識していない潜在意識との対話が可能になります。そこで、クライアントに自分の問題を心に浮かべてもらい、「今、何歳ぐらいですか?」「そこでどんな出来事がありましたか?」「その時どんな感じがしましたか?」などといった催眠療法士の問いかけに答える形で、自分の本当の気持ちや感情、身体の反応などを観察しながら問題の真の原因を探っていきます。

たとえば、トラウマ（心的外傷）の原因が両親との関係にあるときには、その出来事が起きた時点にまで遡り、原因となったことがらについて現在の視点から本人が理解したり気づく（意識化する）ことで、インナーチャイルド（内なる子ども）が本来の子どもらしさを取り戻し古い心の傷が癒されていく、といった具合です。

そのように、催眠状態になると潜在意識の中にある記憶を確認したりしやすくなることから、時間を遡る退行療法が生まれました。これらは、今世の幼い頃（年齢退行療法）、前世の人生（前世療法）、胎児期（胎児期退行療法）などに退行して、その時の出来事を体験したり、逆に未来へ順行してその人生を経験（未来世療法）することにより、これまで気づかなかったことが浮かんだり、思い出したりすることで、クライアントの心身をポジティブな方向に導くものです。

退行療法の中でも、出生以前にまで遡る前世療法は、歴史的にはさほど古いものではありません。前世療法は、アメリカマイアミ大学医学部精神科の教授で精神科医のブライアン・ワイス博士の実体験に基づいた心理療法として世界的に広がりました。

ワイス博士はその体験内容を『Many Lives, Many Masters』（邦題『前世療法』）に記し、1988年に出版して世界的なベストセラーとなりました。同書の中では、キャサリンという女性に催眠療法を行い、現在のトラウマの原因になったものを探っていた時に彼女が克明に「前世」の記憶を語り始めたようすが詳しく記されています。

前世（過去世）というと、オカルト的なイメージを抱く方もいるかもしれませんが、キャサリンだけでなく、それまで従来の催眠療法では治らなかった恐怖症や強迫観念の患者が、出生前の前世に遡る前世療法によって劇的に治癒したという例が数多く報告されているのです。

クライアントが思い出す前世の記憶がすべて客観的な事実かどうかはわかりません。しかし、ワイス博士の本が発表されて以来、催眠療法中に自分が生まれる前の時代まで記憶が遡り、その結果、心身の治療効果があがるケースが増えたことから、前世療法として世界的に広がったのは確かな事実です。

ワイス博士は、著書『前世療法2』（PHP研究所）において次のように述べています。

・精神科の医者として、本能的に患者の過去世の記憶の内容と従来方式の夢分析を比較したところ、偽の記憶やファンタジー、比喩と、実際の過去世の記憶との区別を見つけ出すことができた。

・過去世退行時に体験する比喩とゆがみのまじり合った映像は、夢の場合とほとんど同じである結果に至った。

・過去世退行により体験するイメージと、夢で体験するイメージとを比較した場合、夢の内容の70パーセントは何らかのシンボルや比喩で、15パーセンが実際の記憶、あとの15パーセントがゆがめられたものか、間違ったもの。
・しかし、過去世の記憶では、その割合が逆になり、おそらく80パーセントは実際の記憶、10パーセントがシンボルや比喩、残りの10パーセントがゆがみや偽り。
このようなことから、催眠下で、前世（過去世）において精神的に深い傷を負った場面を経験すると、時間を超えて現在その人が抱えている心身の障害が癒されることがあるのです。

さらに、自分の記憶だけでなく、他者や他の次元とつながっている集合意識の世界にまで入って行くこともあります。集合意識というのは、心理学者のカール・ユングが提唱した概念で、人間の無意識の深層に存在する、個人の経験を超えた先天的で普遍的な無意識（潜在意識）のことです。そして、そこでの体験から得られた学びや気づきが、現在の問題の解決や目的の達成につながったりする可能性があるのです。

催眠と聞くと、テレビなどで見かけるような、どこか怪しげなイメージを持つ人もいるかもしれません。ですが、催眠状態とは「我れを忘れた状態」ともいえ、実は、日常、誰もが大なり小なり催眠状態を経験しているのです。たとえば、「火事場のバカ力」を発揮するような凄く驚くような出来事を経験したり、見たりする時、また、素晴らしく綺麗な景色を見て感動している時も一瞬、我れを忘れます。好きなことに没頭している時、走りなれた道を運転している時なども同じで、これらは潜在意識が優位になっている自己催眠の状態ともいえます。

つまり、他者によって催眠に誘導されたのではなく、自分で無意識に催眠に入っているのです。しかし、その時でも意識はちゃんとあります。

このように、催眠状態は決して「意識を失った状態」ではなく、いつも自分自身をコントロールしています。ですから、自分が話したことや会話などもきちんと憶えていて、自分でしたくないこと、言いたくないことは、たとえ指示を受けたとしてもしません。本人の意思に反するような暗示に従ってしまうことは絶対にありません。

本人の意思とセラピストとの信頼関係が大切

したがって、「催眠を受けたくない」「自分の潜在意識は見たくない」と思っている人以外は、基本的には誰でも催眠療法を受けていただけます。

言い換えれば、催眠状態に入るには、催眠を受けようとする人（被験者）に「催眠を受けたい」という強い意思があることが大事です。やりたくない人に催眠誘導をしても無駄で、ご本人の意思が第一。そして、イメージ力がある（通常は誰にでもあります）ことと、集中力があることが、催眠療法を受ける上での適性といえます。

現在、病気で薬を飲んでいる人は、薬の影響でイメージ力が低下していたり、集中できないこともあります。このような場合には催眠療法はうまくいきません。したがって、医者が行う催眠療法でも、催眠療法の適応があるか否かについては事前に確認させていただきます。

催眠療法によって、自ら体験し、学べることは主に次のような事柄です。

・悩みや心配ごとの軽減や解消。
・「なんのために自分はこの世に存在しているか？」などの根源的なテーマの追求。
・自分の前世（過去世）での生と死の体験。
・肥満、喫煙など自分にとっての悪習慣の除去。

・すでに亡くなった人との再会。
・自分のマスター（霊的指導者）との対話。
・自分が病気に罹っている意味を知り、そして健康への道を見つけること。
・現在悩んでいる人間関係について、その人との前世での関わりと、問題の解決方法を知ること。

がん患者さんに対して催眠療法を応用する試みは、日本でもなされてはいます。しかし、医者が催眠療法を行うのは時間的にも経済的にも難しく、いまだ症例数も少ないため、その効果についてはっきりと言及できる段階ではありません。しかし、私なりに手ごたえは十分に感じています。

催眠療法は、セラピスト（催眠療法士）とクライアントの間の協力とラポール（信頼）が不可欠であり、クライアント一人ひとりが持っている催眠感受性（催眠への入りやすさ）や催眠深度（催眠状態の深さ）は、セラピストとの関係や相性、クライアントのその日の体調によっても微妙に変化します。

その意味で、催眠療法は科学的な検証が極めて難しいと言わざるを得ません。

ましてや退行催眠（退行療法）となると、セラピストとクライアントとの固有のコミュニケーションをベースにして、クライアント固有の記憶に入り込み、そのクライアント固有のトラウマを扱うわけですから科学的な検証がほぼ不可能です。

ですから、退行催眠が医療の現場で用いられて効果をあげているとしても、それが臨床例として発表されることは日本ではほとんどありません。

一方、暗示やイメージを用いる場合は、同じ条件下で行うことが退行を用いる場合よりもやりやすいといえます。したがって、医学分野の催眠に関する研究発表のほとんどが暗示やイメージを利用したものとなっています。

催眠のパワーを知るアメリカの医療従事者たちは、患者さんのために科学的なアプローチで催眠を利用すべく、さまざまな方法論を検証しています。

日本でもよく知られているサイモントン療法は、イメージを用いてがんを治療する方法です。他にも、スタンフォード大学メディカルセンターのデイビッド・スピーゲル医師は、乳がん治療等に心理療法を利用していますし、ハーバード大学医学部では催眠が神経受容体を阻害することによって痛みや苦しみに影響を与えているとの研究発表を行っています。

また、ワシントン大学のデイビッド・パターソン医師は、火傷の手当てに催眠が効果的であると報告しており、ＵＣＬＡ神経内臓学・女性健康センターのブルース・ナリボフ医師は、過敏性腸症候群に催眠を利用しています。

ボストンのベス・イスラエル・ディーコネス病院のエルビラ・ラング医師は、過去１３年以上にわたり、催眠を利用して無痛の乳がん生検を行っています。催眠によって患者さんを落ち着かせ、治療時間が短縮できたり、鎮静薬が減ったりする効果も期待できるとのことです。

そもそも、催眠療法の歴史は古く、約三千年前から治癒や宗教的儀式のために用いられた記録があります。

近代の催眠療法は、19世紀にオーストリアの医師フランツ・アントン・メスメルにより始められたといわれています。その後、イギリスの医師ジェームス・ブレイドが１８４３年に生理学的視点から『神経睡眠学』という書物を著わし、現在、用いられている催眠（ヒプノティズム）という言葉を生み出しています。１９５５年にはイギリスの医師会、

1958年にはアメリカの医師会で正式に認知され、医療現場でも数多くの臨床報告がなされています。

暗示や自律訓練法とは異なる催眠腫瘍学

また、前述しましたように、1988年、アメリカの精神科医ブライアン・ワイス博士が『前世療法』を出版し、催眠療法が一般の人びとにも注目されはじめ、日本でも大変話題を集めました。ワイス博士は、現在もニューヨーク州ラインズベックにあるオメガ・インスティテュートというスピリチュアル・スクールでグループセッションや個人セッションを行っています。

ワイス博士の本の影響で、催眠療法（ヒプノセラピー）というと、日本でも前世療法や年齢退行療法といった退行療法を思い浮かべる人が増えてきました。「催眠療法をお願いします」と言って来られたクライアントの話をよく聞いていると、「催眠療法＝退行療法」と考えている人がたくさんいます。

しかし、古典催眠の世界においては、催眠療法といえば暗示療法が中心で、退行を用いるセラピストはほとんどいませんでした。暗示療法は、催眠術のように暗示をかけて催眠状態に導き、心身をポジティブな方向に導くやり方です。古い時代の催眠施術士から見ると、クライアントの記憶に踏み込む退行療法などは論外で、なかでもスピリチュアルな世界につながる前世療法はキワモノと考えていた専門家が多かったようです。

最近では退行療法に対する正しい理解が広まってきたようで、古典催眠のセラピストで退行療法の必要性を感じて学びに来られる方も増えてきました。逆に、退行催眠しか知らず、暗示やイメージを用いた療法ができないセラピストもいます。

このように、一口に催眠療法といってもいろいろな方法があり、現在、多くの西洋医学で用いられている方法は暗示やイメージを用いた暗示療法や自律訓練法が主です。

自律訓練法とは、ドイツの精神医学者J・H・シュルツ教授が始めた自己催眠によるリラクゼーション法で、心身症、神経症などの精神科、心療内科領域の病気などに適応されます。

これらの方法は浅い催眠状態で行うもので、一定の方式に従えば誰でも容易にできます。

それに対して、現在、私が「催眠腫瘍学」(ヒプノオンコロジー)と名付けている方法は、暗示療法や自律訓練法とは異なります。

催眠腫瘍学の具体的な方法としては、「前世療法」「年齢退行」「がんのある臓器やがんとの対話」「ソマティックヒーリング(体細胞療法)」があります。

「前世療法」は、この世に生まれる前の世まで記憶(イメージ)を遡るように催眠誘導します。そこで得られる可能性があるのは、①前世(過去世)で現在の病気と関連しているような体験をする、②前世での死を体験する、③自分のマスター(霊的指導者)、あるいは守護霊などのスピリチュアルガイド(指導者)からのメッセージを受け取る、などがあります。

「年齢退行」では、文字通り年齢を徐々に遡ることによって、小さい頃のトラウマなどが病気の原因となっている可能性に気づくことができます。

「がんのある臓器やがんとの対話」は、催眠下でがんのある臓器を部屋と見なし、その部屋の中に入ってがんそのものを形や色でイメージしながら、あるいは擬人化してメッセージを受け取るとともに、形や色を変えたり、消したりしていきます。

「ソマティックヒーリング（体細胞療法）」は、アメリカのデイビッド・クィグリー氏（アメリカアルケミー催眠協会代表）が30年くらい前に開発した、催眠療法、NLP（神経言語プログラミング）、ゲシュタルト療法、レイキ（ヒーリングの一種）などを組み合わせた手技です。

この手技は、疾病、痛み、ケガなどの身体における問題症状に潜在意識の面からアプローチする対話型の方法論で、一人の患者さんに対して5～7名のセラピストが関わるという特徴があり、具体的には、次のような6つの方法があります。

①クライアントに健康な自分をイメージしてもらって、身体の不調に向き合う「対話型の方法」。

②身体エネルギーの調節を行う「黄金の太陽」。

③潜在意識下の身体の自動運動を促す「催眠運動」。

④身体の中にある病気の形や色をイメージし、必要に応じて体外に出す「カラー・ヒーリング」。

⑤「内なるヒーラー」にイメージで会い、ヒーラー（霊的治療家）から、病気の原因、

その意味、ライフスタイルなどについてのアドバイスを受ける「内なるヒーラー」。
⑥イメージの中で手術を受ける「内なるヒーラーによるスピリチュアルな外科手術」。
これらのうち、必要に応じて数種類を選択して行いますが、基本的に②「黄金の太陽」と③「催眠運動」は共通して行います。

通常、催眠療法はクライアントとセラピストの一対一で行われることが多いのですが、私のクリニックでは、一対一以外に、私ともう一人のチャネラー（仲介者）の2人で行うケース、さらにソマティックヒーリングのように複数で行う3つのケースがあります。

ここでは、読者の皆さんに実際に催眠療法がどのように行われるのか、その一端を知っていただくために、あるクライアント（呉生さん）が綴ってくれた体験談を次ページ以降に抜粋・引用させていただきます。

呉生さんの体験は、潜在意識につながって本当の自分に気づき、癒されていく魂の冒険旅行のような、退行催眠（前世療法）の様子を如実に物語っています。

「ロドリーゴと光の桃」

筆者　呉生さとこ

子宮体がんの告知を受けてから、わたしの時間はジェットコースターのように、「不安」と「大丈夫」のあいだを一日に幾度も上下していた。二度目の手術を受けて、摘出した細胞にはさいわい転移がなかったことが判明した三月、わたしは抗がん剤をやるべきかどうか悩んでいた。

横浜市青葉区のあるクリニックを訪れたのは、信頼できる方向性でがん治療を進めている関西在住の医師が、ホームページでそのクリニックを紹介していたからだった。クリニックの診察室に入ると天井まである本棚には、スピリチュアル系の本がぎっしりと並んでいた。わたしも片足はすでにスピリチュアル系に浸っているので、こういう路線の医師がいることは理解できたが、アメリカでヒプノセラピー（催眠療法）を学んで治療に生かしている医師が日本にいるということに、非常に驚いた。外見は泉谷しげるが知的にマイルドになった感じで、かかりつけの小児科医にこういう先生がいらしたら安心できるだろうな、主治医だったら心理的ストレスが半分に減るだろうな、という雰囲気である。―中略―

クリニックの先生に話をしているうちに、自分の内側に病気を治したくないと思っている部分があることに気がついた。命に関わる病気と向かい合って、厳しく辛い思いを続けることをわたしのどこかが望んでいるのだ。これは非常にまずい。

「がん細胞と向き合って、自分の一部であるがんが自分に何を求めているのか、どうすれば消えてくれるのか、それを催眠状態に入って自分に問いかけてみる療法がありますす。がんがどのような姿をしているのか、自分でイメージを描いてみることなどを催眠状態でやります」

ああ、それはいい、と即座に思う。―中略―

さて、人生初めての催眠療法の日がやってきた。時間は三時間強取られているので、ほぼ半日がかりといった気分である。

「催眠状態に入ったら、目の前に浮かぶ情景をそのまま言葉で描写してください。しかし、話したくないことは自分の意思で沈黙を守ることができるので、安心してください」

と言われる。

「まず、イメージを描く練習をします。目を軽く閉じて両腕を前に伸ばしてください。左手のてのひらには、重い本が五冊載せられています。右の人指し指には、ヘリウムに満ちた風船から降りているひもが結ばれていて、どんどん引き上げられていきます……」

と先生がゆっくりと繰り返した後、目をあけると左手の高さと右手の高さが見事に違う。

フロイトの長椅子ならぬリクライニングチェアを思い切り水平に近く倒し、両足を伸ばして上から毛布をかける。天井の電気が消されて、目を閉じる。

「目の前に梅干があると想像してください。どんな梅干ですか?」

「冷蔵庫に入れているプラスチックケースの中の梅干です。色は無着色、柔らかくてジューシーで……」

自宅の冷蔵庫をあけて、いまわたしは梅干を見つめている。非常にクリアに梅干が目に浮かぶ。いい感じだ。

「では、それを箸でつまんで、一口かじってください。どんな味でしょうか」

「たいそう塩辛いです」

反射的に唾液が分泌される。投げかけられた言葉から発生するイメージが、からだに即座に働きかけることを自覚する。暗示の言葉ひとつでこんなにたやすく反応するのだ。わたしは暗示にかかりやすい人間なんだな、いや、脳が描くイメージに大きく左右されるのだな、と思う。言葉ひとつで唾液が分泌されるのであれば、リラックスした催眠状態での言葉やイメージが、病気の治癒に効果を発揮するはずと確信する。


総天然色でストーリーがどんどん展開していく

「これから数を数えます。十から一つずつ遡って一になるころには、いちばん適した催眠状態になっています。じゅう……きゅう……はち……なな…………………いち」

ゆっくりと数が数えられて一に達し、わたしは催眠状態に入っている、らしい。催眠状態と言っても、火事だと叫ばれたなら即座に目をあけて全力で走って逃げることができる覚醒状態にある。現在の自分の状況は完全に把握しているし、酩酊した状態よりよほど正気に近い。暗い映画館の中で集中して映画を見ている状態、もしくは目を閉じて好きな音楽の世界に没入している状態に近いと言ってよいかもしれない。

クロード・ロランが何枚か描いている港の風景に似た光景が、ふと目に浮かぶ。正面に夕日または朝日が輝き、それに向かって出航する直前の風景。今、書きつつ思い返すと、脳裏に浮かぶシーンを詳細に辿っていくイメージの遊びとも言えなくもない。


「あなたはどこにいますか」

「夕日に向かって出航する中型の帆船の中にいます」

「あなたは男ですか、女ですか?」

「わかりません」

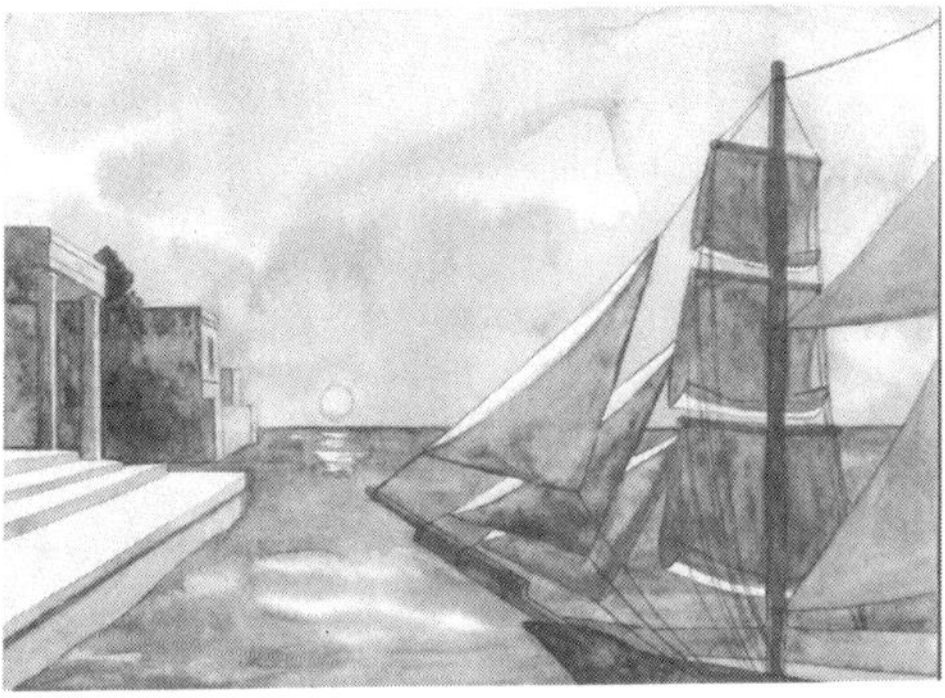

「足元を見てください。どんな靴を履いていますか」

「とがった靴。その上は、紫とブラウンの中間色の上質の絹のズボンを履いています」

「顔は白いですか、何色ですか」

「夕暮れの太陽の光を反射しているけれど、皮膚の色はもともとは白い。よく手入れをしている長いひげがあって、大きめの帽子をかぶり、三十代くらいの長身痩躯でなかなかいい男です」

と言いつつ、我ながら苦笑する。鏡に映したようには、はっきりと自分の姿を見ることはできないのだが、なんとなく外見の雰囲気はわかるのである。

「どんなふうに扱われていますか」

「とても丁寧な待遇を受けていますが、当然という感じで受け止めています」

(当然？　オレサマな男なんだね）と左脳がここでチャチャを入れる。

一人か二人の従僕がいるはずなのだが、姿は見えない。総天然色でストーリーがどんどん展開していくのが面白い。

「あなたはなんと呼ばれていますか」

「誰も名前を呼ばないのでわかりません。いえ、ロドリーゴ、ロドリーゴらしいです」

ロドリーゴ、という名前が突然連想されたので、素直にそのまま伝える。左脳が、（ほほう、スペイン人なのか？『アランフェス協奏曲』かい？）と突っ込む。つくづくうるさい左脳だ。

「では、これからあなたをロドリーゴさんとお呼びしましょう。ロドリーゴさん、次の場面に行きましょう」

（ああ、わたしは日本人の女なのにロドリーゴなんて呼ばれるのは恥ずかしいぞ、宝塚歌劇のようだ）と左脳。左脳が大活躍だが、右脳もまた存分に働いている。閉じた目の前に展開される光景を滞ることなく、覚醒したままわたしの口が場面描写を始める。

日が暮れ始めて、島が近い。わたしはたった一人で島に上陸する。―中略―

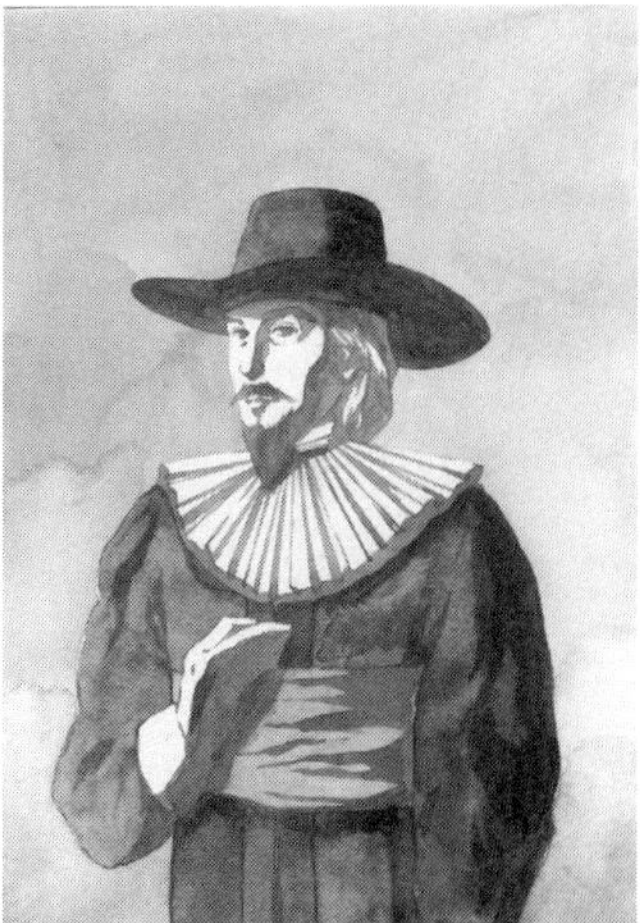

ロドリーゴである自分が思い出した一人の親友

その島はたいそうエレガントだと、わたしは先生に言う。

「とてもわたしが好きな場所の雰囲気と時間です。わくわくしていますが、少し怖くもあります。地中海の一つの島のようですが、地図には載っていません。きれいな女がそばにいたらいいのに、と思っています」──中略──

（ところで、がん細胞と向かい合って話をするという初めのプランはどうした？）と左脳がつぶやく。いつまでこの美しい夜の時間に、たった一人でゆったりと浸っているのだ？　わたしはいったいこれからどうなるのだろう？

「そろそろ次の場面に移ってもいいですか？」

「はい。小さな入り江に戻ってきました。たった一人でいる時間は、心穏やかですが多少飽きます。帆船がやってきて乗ることができました。最初の出航時と比べて、人影が減って船内はずいぶん静かになりました。裕福な家庭の子弟ばかりのようです。修道士のように世俗を離れて、油っ気が抜けています。みな自分のスペースにふだんは閉じこもっていて、古い本をたくさん抱えておのおのが自分のテーマの研究をしており、時折船板に出て静かに話を交わすディィレッタント（好事家）の集まりです。まるでこの船は地中海を移動する修道院のようです」

話しながら、ふとロドリーゴである自分は一人の親友を思い出す。自由できままに自分の好きなことに時間を費やしている恵まれた身分だが、彼のことを思い出すと、ふとこれでいいのか、という後ろめたい気持ちにさいなまれるのだ。

「故国が政治的に不安定で動乱のさなかにあるのに、自分はこんなことをしていていいのか、という気持ちに時折襲われます。故郷では親友が政治の中枢にいます。

彼が世俗の中で生きて活動している男とすれば、わたしは脱俗している月の世界の男。わたしは自分の世界を好きなだけ掘り下げているだけで満足しており、誰に認められなくてもいいのです。友人はそんなわたしに『おまえはそのままでいい』と言い、わたしも彼の立場を尊重している。いわば、太陽の男と月の男という関係ですね。でも、彼のことは、考えるだけで涙が出てくるほど好きなのです」

驚いたことに、わたしはその時点で切ない気持ちでもう涙を流している。どうして涙が出るのか、その理由が皆目わからない。そして、わたし＝ロドリーゴの親友が、わたし＝さとこの高校時代の同窓生の男性と同一人物であることが、なぜだかわかる。顔かたちが目の前に浮かぶわけではなく、理屈抜きで直感的に「あ、あの男だ」とわかるのだ。

ちなみに、彼のことを考えただけで涙が出るほど好きだったことは、現実の世界では一度もない。微妙な距離感を保ちつづけて三十年になるが、価値観も趣味趣向もかなり違うので、尊敬している異性の友人なのだけれど互いの距離が縮まることはないし、恋愛対象として一対一で向き合うことはありえなかった。そんな背景も、イメージの世界を追いつつ、先生にきっちりと説明するいまの意識のありようが、我ながら実に不思議である。

催眠状態のまま号泣するわたし

「そろそろ、次の場面に移りましょう」とまた先生が誘導する。

その言葉と同時に、わたしのイメージは、長い一枚板のテーブルが中央に置かれた書斎の中に移動する。どうも故郷に戻って誰かを待っているところらしい。この一枚板のテーブルは、（去年ケンブリッジ大学で見た部屋が、モデルになっているよね）と左脳が判断している。わたしの場面転換時のイメージは、実際に行ったことのある場所や絵画の記憶をベースにして、そこから展開していくようだ。

さて、その本がいっぱいに並べられている図書室のような書斎に従僕がやってくる。主人は来られません、と言っている。日本語で語られるのではなく、彼が意図していることがテレパシーのように伝わるのだ。「主人」とは、政治の中枢にいる親友らしい。そして、親友の妹がやってきて、兄は事故もしくは病気で倒れた、と言っている。わたしはその場から立ち上がることができないので、先生の誘導で次の場面へと移る。

「白昼の石畳の上に、馬車が一台止まっています」

とわたし。下半身が馬車の中からはみ出していて、ギラギラ光る昼の光に照らされている。暗殺されたことがわかる。両脇にマラソンの観衆のような距離をもって群集が並び、一部の人が、

「ああ、あの方は国のために死んでしまわれた」

と泣いている。わたしは、恐ろしくて馬車の中に入って彼の顔を確認することができ

ず、馬車から少し離れたところで呆然と立ちすくんでいる。

「心が半分凍ってしまいました。ほんとうに辛いのにその痛みが鈍いのです」

と言いながら、わたしは催眠状態のまま号泣する。

彼と一緒に行動すればよかった。自己満足の世界にわたしはいたが、そのあいだ彼は人々のために尽くし働いていた。わたしが今まで培ってきたものでは、彼の遺志を継ぐことができない。自分の無力感と、今まで自分は何をやってきたのか、という後悔の念、大切な友人を失った悲しみが一挙に押し寄せてきて、わたしは白昼の石畳の上で一歩も動くことができない。

彼を殺した相手に対する怒りは沸かない。何も出来ず無力感にうちひしがれて立ちすくむ、これが自分のスタンスなのだ。誰とも会わない島、人気の途

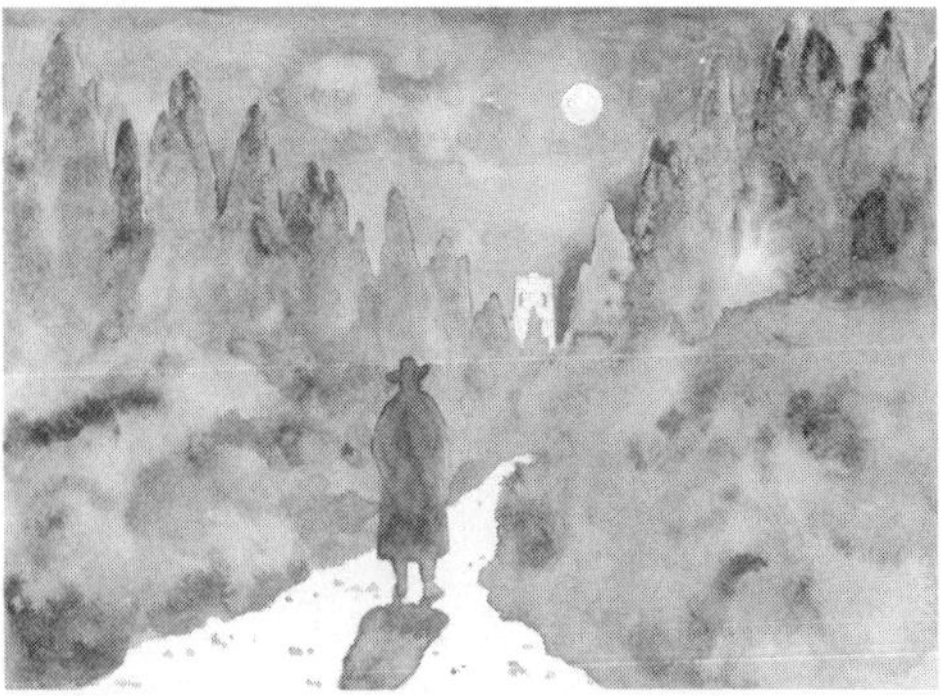

絶えた城の中でわたしはたった一人きりの幸福な夜を満喫していたのだったが、現実を変えることのできない自分の世界に浸っていただけだ。プライドを持って磨いてきた美意識は何の役にも立たない。公の中では自分の存在意味がまったくない。

殺された親友の遺体を見て、「男としてやらなければならないことを、わたしは果たしていない」とわたしは先生に伝える。（男として……？　なんという照れるセリフなんだ。それにあんたは女だし）と相変わらず涙を滂沱と流しながらも、わたしの左脳は半分笑っているのだった。胸が悲しみでしめつけられつつ、相変わらず左脳は醒めているのが頼もしいといえば頼もしい。

口から見知らぬ言葉がこぼれ落ちてゆく

そして、ここから高次の自分とのQ＆Aとなった。

「ロドリーゴさんのハイアーセルフに来てもらいましょう。どんな姿をしていますか」

若くて美しい女性があらわれて、わたしはその女性の言葉をイタコのように話し始める。

自分で問いを出し、もう一人の自分が間髪入れずに答えるのだが、顕在意識とはちがう部分から言葉が生まれていることは確かなようだ。

覚醒後に先生は、

「こんなにたくさん記録したのは、初めてと言っていいほどです。質問のときと答えるときでは、まったくあなたの声音が違いましたよ」

と速記した記録を渡してくださった。どんなことを語ったか大筋は覚えているが、自分では細部の記憶がないのである。ここに載せたものは、先生にいただいたその記録をもとにしたもので、多少カットし、語尾や語順を整える程度の整理しかしていない。

質問は早口で、答えはスルスルととぎれずに、わたしの口からこぼれるように流れ出した。その感覚は、たぶん即興演奏をしているミュージシャンに近い。からだは上から降り注ぐ音楽を通す単なるツールで、机に向かって五線譜を眺めているときには決して出てこないフレーズが、つぎつぎとあらわれる。そして、たぶん即興的に詩を生み出す詩人の状態も、これに近いのではないかと思う。

若く美しい女性はわたしの口を借りて語る。

「亡くなったおまえの友人は、目の前にいる一人ひとりとの着実な関係から、国の民への愛情を育てていったのだ。おまえの抽象的な『愛』の観念とは違う。目に見えない公の民を受け止める素地が、まだおまえには育っていない。経験する以外に育てていくことはできない。そのためにおまえは次に女性に生まれるのだから」

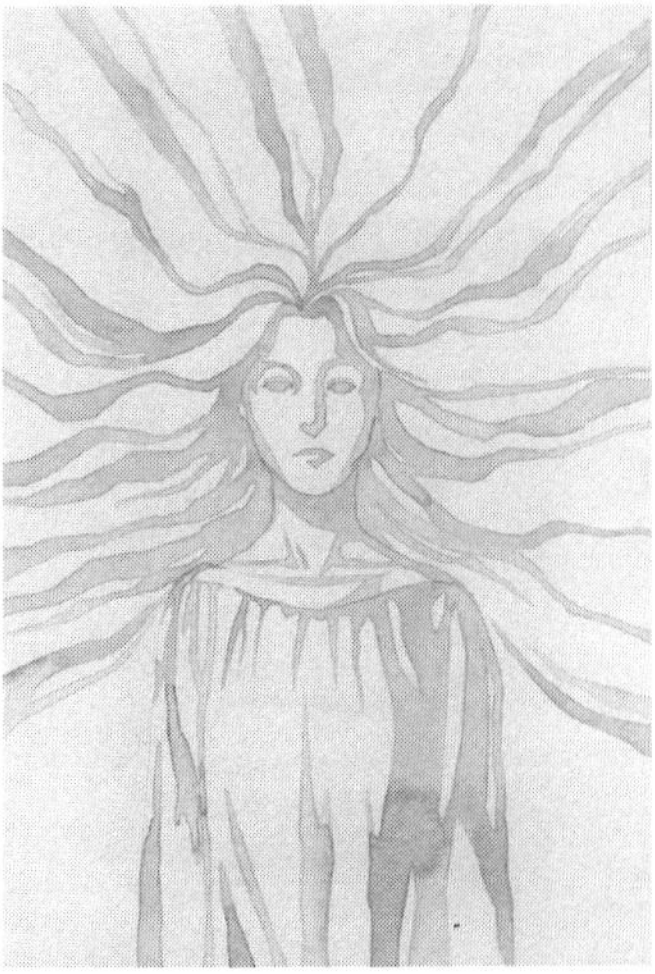

（愛、ですかー？　スピリチュアル系につきものの面映い言葉ですが……）と左脳がまたもや口をはさみかける。女性に生まれた意味までここでつながるのか？

「では、呉生さんのマスターに来てもらいましょう。ここで聞きたい質問をしてみてください」と先生。

西洋人の姿をした、何やら見覚えのあるヒトが地上から浮かんで立っている。この蓬髪、薄いヒゲ姿はどうみてもイエス・キリストの絵そっくりではないか。しかし、ああ、わたしのイメージ力はなんて紋切り型なの……と、突っ込む余裕がこの時点ではさすがの左脳にもなかった。地上三十センチ上に浮かんでいるヒトって初めて（夢の中も含めて）見たのだから。

Q「がんになった意味は？」

A「自分の内側でよくわかっているだろうから、改めて言葉にするまでもない」

Q「どうして、わたしの周囲には治らないと言われる病気の友人が多いのでしょうか」

A「治らないとか、治る病気というおまえの意識の区別のしかた自体が貧しい。短いとか長い命というのは、人間の頭で考えたことにしか過ぎない。たとえ寿命が短かったとしても、その限りある寿命の中で輝いている彼らの姿を見つめることだ。彼らはおまえの先生なのだから」

Q「抗がん剤はやるべきでしょうか、やらないほうがよいのでしょうか」

A「それは自分で決断することだが、どちらにしても治る。治るために病気になったのだ」

不意に、完璧な形の水蜜桃が空中に浮かんだ。右側から薄い皮をゆっくりと剥くと、剥いたところから蜜がゆっくりと流れ落ち、水蜜桃のいちばん底にいまにも滴り落ちそうなしずくとなって、水晶のような光を発する。一滴、二滴と桃の蜜は、光を透かしてゆっくりと落ちていく。

A「この光る桃の一滴一滴を味わい尽くして生きていけ。この光の桃はおまえに与えられた恩寵だ。これほど美しい桃を与えられていながら、気づかぬふりをしているのは、なんともったいないことよ」

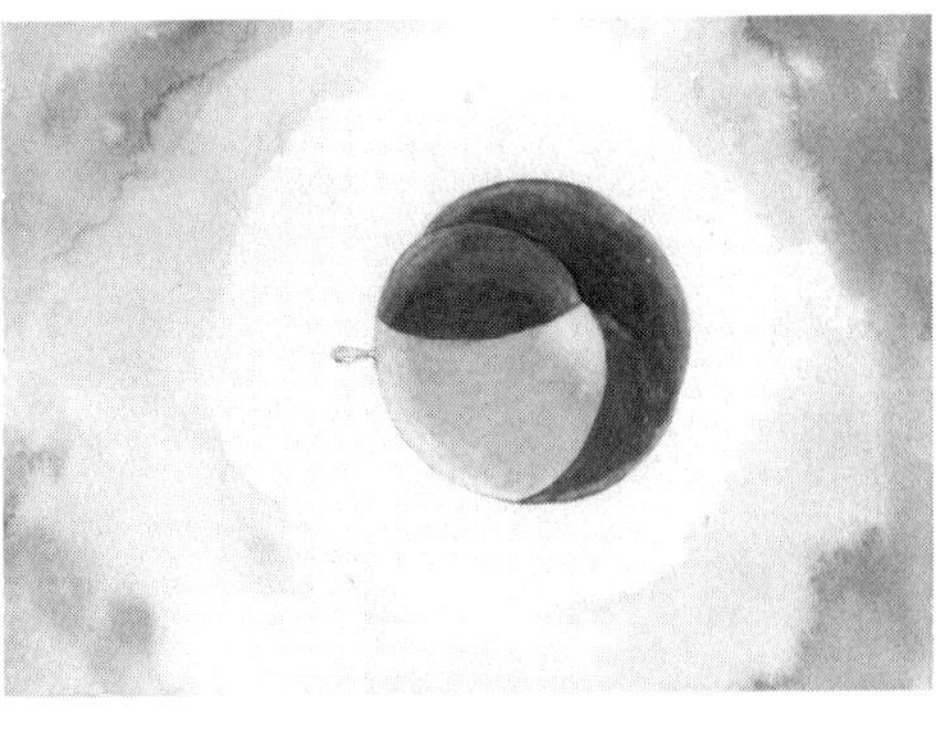

Q「わたしの仕事は書くことだと思ってきたのですが」

A「ほんとうにそうだろうか？　書くことがおまえの生きるテーマだろうか？　書くことを第一義に置くから、切羽詰まったぎりぎりの地点に立たないと満足のゆくものが書けないかのように錯覚するのだ。苦しい体験をしなければ書けないなら、それは違う方向に入ってしまっている。書くことを副次的なものとしてとらえよ」

自分の内側に咲きはじめた花を思い出すように

Q「どうやったら、その恩寵を他の人と共有することができるのでしょう」

A「この恩寵を、世の中に返そうと無理に意識するな。一滴一滴を存分に味わい、一日一日を過ごしていれば、目の前の一人ひとりとのあいだに循環が生まれ世界を変えていくことができる。焦るな。

あたまで考えすぎて抽象を追うのはよせ。そのために女性に生まれたのだから、五感を利用してからだの持つもっと他の感覚を開いていくように」

そして光る桃は消え、濃いピンクの花をつけた一本の枝花が浮かぶ。

A「自然の中で花が開きはじめるのを眺めるように、自分の中に開きはじめた花を感じることだ」

いま、その枝花は硬い蕾ではなく、すでに三分は開きはじめている。わたしの体内をゆっくりと降下していくその姿が見える。

A「からだの中に、開きはじめた蕾を抱えた一本の枝木を見よ。その花は一生かかってゆっくりと開いていく。少し開きはじめた花を体内にいつも意識して、その姿を忘れそうになったら、目の前に一輪の花を置き、自分の内側に咲きはじめた花を思い出すように」

Q「わたしが子宮と卵巣を失った意味はどこにあるのでしょうか」

A「失われた場所に、その枝木を置くためだ。その空洞が花の蕾が開く土壌となる。おまえは子どもを持つことはなかったが、かわりに一本の枝木の花々が開く。開いた花から高い香りがおまえの周囲に漂いはじめれば、それが世

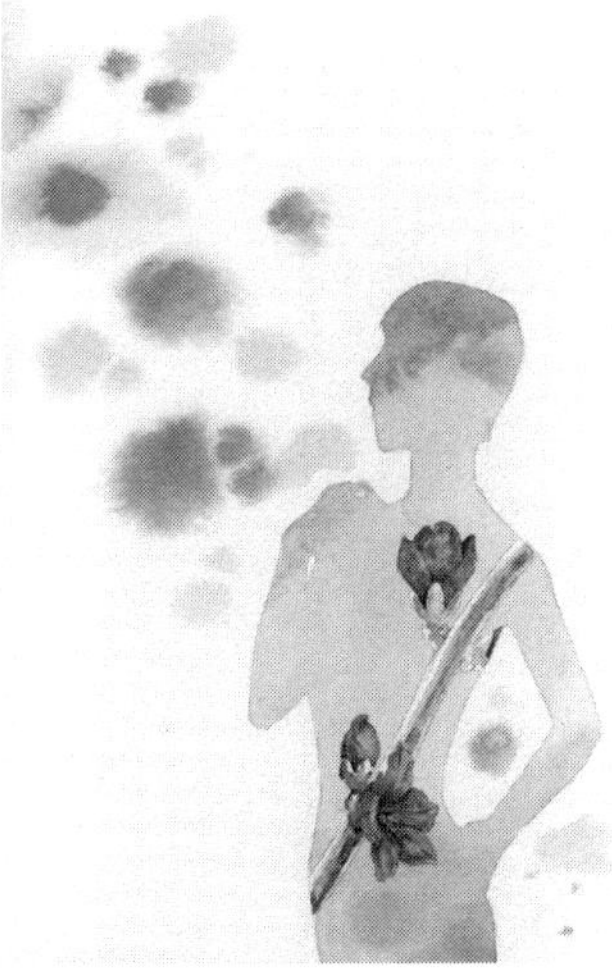

の中で生きて存在しているということ。それでよいのではないか？　咲きはじめた花を、無理に自分の内に閉じ込めようとしないことだ。からだの殻を突き抜けて花々は香るのだから。

からだは単なる形、外側の殻に過ぎず、その中で開くおまえの花は、からだを越えて咲き匂う」（言葉はぷっつり終わり、もう出てこなくなる）

イタコ沈黙。

催眠状態から完全に目覚めさせたのち、先生は、

「いきなり前世に退行するとは想像していませんでしたが、無理やりにがん細胞と向き合わせると催眠状態から引き戻してしまうのでやりませんでした。わたしも途中では、どこに向かっているのかまったくわからず、ただついていくだけです。わたしがほとんど誘導しないでも、どんどん先に進んでいきましたね。催眠療法が誘導者のテクニックより個人の資質で、成功するかどうかが大きいことを実感しました」

とおっしゃった。がん細胞と向き合わなくても、結果的に自分の中の病気にしがみつ

いて苦しんでいたいという欲求を払拭できたし、「必ず治る。治ってその後の生を存分に味わうために病気を体験したのだ」という潜在意識を確認できた。当初の意図は十二分に果たしたうえに、予想もしなかったかけがえのないものを得た。これは、先生への信頼感がベースにあってこその結果だと思う。また、わたし自身も意識下で、解放の機会を待ち望んでおりこのチャンスに乗った、という感じだ。

女性性を象徴する光る桃の花

帰宅して、さっそく桃が象徴するものとは何かを調べてみた。西洋の林檎にあたるポジションが、東洋では桃なのだ。つまりは「生命の実」であって、川から流れてきた桃を拾い上げた爺さん婆さんは、ともに桃を食べたがゆえに回春して、桃太郎を生んじゃったのである。さらには再生、長生き、健康の象徴でもある。なんとめでたい。邪をはらうという役割まで桃は担っているそうなのだ。あの枝木は桜ではなかった。梅か桃だと思うが、桃花だとすれば、「女性性の象徴」だという。

最後の枝木の花は左脳でも考え付くかもしれないが、突然、水蜜桃が登場したのには我ながら驚いた。顕在意識がフル活動してもつながることができない世界が、催眠状態で開いたのだろう。

パソコンを開くと、ライターのMOさんからメールが入っていた。ぼんやり歯を磨きながら（ファンと言ってもいいMOさんから、初めてメールをもらったなあ……友人からのつながりだが、不思議な縁だ）と考えて、はっとした。光の桃？　蜜の桃？　まるで「光の桃のイメージはけっして偶然ではない」という確認のシンクロニシティとも受け取れるではないか。さらには、「女性性」がテーマの会を開くという内容のメールだったのだから、念が入っている。

それはともかく、翌日起きても親しい友人を喪った場面で受けたショックと悲しみで、まだ強烈に胸が痛かった。無力感は払拭されてあとかたもなかったが、夢よりもいっそう強く、催眠状態で体験した感情の記憶は長く尾を引いた。だからといって、生まれかわりだという高校の同級生への思いは、多少親しみが増したくらいでほとんど左右されなかったのが面白い。

イタコ状態はふだん滞っている自分の言語通路を、一挙に下水掃除をして詰まりを流したような感覚で、非常に快かった。エクスタシーというよりも、言語や音楽表現をスムーズにした後の感覚、学生時代の体育の時間のあとのスッキリ感に近い。

イメージが通俗的であるとか、こぼれ落ちる言葉が説教臭いとか、この言葉は使うとセンスを疑われるなどとは、催眠状態中では左脳が考えることがあっても、口から流れ出る言葉が止まることは一切なかった。ふだんでも、言葉を発するときにストッパーになっているすべてのものを全部そぎ落としてしまいたい、下水管の詰まりをざっくり流したあとに透明な大量の水が勢いよく流れるように、わたしの言語通路、もしくは創造回路を通したい、とこれを書いている今でも強く願う。—中略—

結局のところ、ロドリーゴの映像もロドリーゴを巡るストーリーも、それがほんとうに前世かどうか、睡眠時の夢のように作り出したイメージなのかという問題は、わたしにとってはどちらでも良い。わたし自身が存在し味わうのは、この「現在」の時間しかないのだから。

光る桃、体内で咲きはじめる一枝の花々のイメージと湧き出す言葉は、わたしの中に眠っていた「生きよう、生きたい」と願う生命力の発現のように思える。

わたしは特定の宗教を信仰しないが、目に見えない高次のなにものかの存在は信じている。その高次のなにものか＝至高の存在とつながったとき、たった一人の閉じられた孤独な世界から抜け出て、さまざまな事象やひととゆるやかに、あるときは緊密に網のように結ばれ同時に輝きを増すのだと、いま信じることができる。光を受けたビーズが互いに反射し合い、関わり合う一人ひとりの本質がくっきりと浮かび上がるとき、限りある命と老い滅びていくからだを持ちつつも、わたしたちは森羅万象とつながる時間を生きることができるのかもしれない。

生き続けていると、自分の硬直した貧しい予想を遥かに超える出来事が続々起きるじゃないか、なんだかけっこう面白い。これが、いまだ精神的ジェットコースター状態の続くわたしの正直な実感なのだ。

催眠療法の体験記より

●A・Yさん　（神奈川県　20代後半　女性）

昨日はどうもありがとうございました。今朝はいつにもなく気持ちよく目覚めることができました。初めての個人的な前世療法で少し戸惑いもありましたが、カウンセリング後、徐々に自分の視野が以前とは変化してきているような気がします。また、萩原先生のお話も将来を考える上でとても参考になりました。本当にどうもありがとうございました。

●U・Tさん　（東京都　20代後半　女性）

催眠療法を受けてからの一週間は自分の内に向かって多くの気づきがありましたが、二週間経ったいま、今度は自分の外側に変化が起きているように思います。今まであまりなかったのですが、人から誘われることが増えてきました。いつもお昼休みは家から持ってきたお弁当を食べていたのですが、先週あたりから何人かの人が（それぞれに）

食事に誘ってくれたり、今度お茶をしに行かない？　と言ってくれたり、会社だけでなく学生時代の友人からも、よかったら遊びに行こう、と連絡が入ったりしました。そして何の問題もなく人付き合いができるようになっています。むしろ、いろんな人たちと交わることが楽しくて、幸せです。（見た目はそうではないかも知れませんが、人付き合いが本当に苦手だったので、自分でも驚いています。）しかも今日は、私にとってとてもありがたい出来事が起こりました。今の会社でアルバイトをはじめて一年半経つのですが、上の方々が頑張りを認めてくださって、来月から社員として働いてほしいとおっしゃってくださいました。

●M・Tさん　（東京都　30代前半　女性）

セッション後2日間、心身ともにとても疲れてしまいました。ところが、それから後はとても満たされた気持ちでたくさん気付けたことがありました。愛され好きなことをさせてもらえた人生は今も実際に同じで、それゆえに家族や仲間に改めて感謝でき、自分の感情も安定して大切な人と接することが出来ています。当たり前に感じて感謝を忘れていた事柄に、あらためて気付けて感謝を持つことで、こんなにも満たされた気持ちになれるということを知って、心底しあわせです。うれしいです。それと、神懸かり的な感性に頼り過ぎることから少しでも離れることが出来れば、現世をよりよく変えられるんではないかしら、ということにも気付きました。現実に向き合うには現実に目の前にいてくれる人々と会話をすればいいんだと、こんなに簡単なことに、やっと気付きました。

●S・Wさん　(神奈川県　50代後半　女性)

先日はありがとうございます。気功をしているときと同じ感覚があったので、きっと通じるものがあるんだろうなぁと漠然とですが、思えます。(違うかもしれませんが)明るい光はなんだったんだろうとか、あのトンネルはなんだったんだろうとか不思議に思うことはありますが、あの穏やかな感覚は普段は味わうことはできないです。それは精神を安定させるんでしょうか?　大きな愛?　(神?)の存在を強く感じました。今まででも感じてはいましたが、確信できたと思います。とても短い時間に感じましたが、実は長かったんですね。時間の感覚がなくなってしまうのも不思議です。ほんとうにありがとうございました。

●Y・Yさん　（茨城県　30代前半　女性）

先日はお世話になりました。ありがとうございました。私は催眠療法を受けていた空間では気づきがありましたが、帰宅後は色々考えることはあってもあの空間での気づきと同じように気づく事はありませんでした。でも、催眠を受けているとき「新人指導について、私が教育をうけたように指導すると外科看護がこわくなるから恐怖心を与えないように指導しなければいけないんだ」と気づいて、次の日の仕事で気をつけながら仕事をしました。先輩に「催眠療法を受けたらこういう気づきがあって……」と話したら、「だから今日は違うの？　なんか違うと思ったんだ」と言われて……感動しました。なんだか、心の底に思っていたことが言葉になって催眠中にでてきた感じだと思いました。不思議ですね。また受けたら違う気づきもあるのでしょうね？　また受けてみたいです。あと、私が催眠療法を学ぶこともできるのでしょうか？

●O・Aさん　(東京都　40代後半　女性)

本当にありがとうございました。催眠療法は、自分のネガティブな波動がどこからくるのか、その原因を自分の家族との関係や過去世のなかに見つけることは、根本的な原因を知るうえですべての人にとってすごく大切な気がしました。自分の中のインナーチャイルドを見つけ、それを抱きとめ、癒すことの大切さを知りました。自分の中の傷ついてきた子供時代からの気持ちの原因はわかっていたつもりでも、知らず知らずのうちに大人になった現在にも反映している恐ろしさと根深さにハッとさせられました。昨日は意味ある体験をさせていただきました。

●O・Hさん(東京都　40代前半　男性)

・催眠治療の時の印象

過去の恥ずかしい経験等が、丸裸にされてしまうのではないかという不安がありました。かなり構えてしまったかもしれません。他者に貢献する事の大事さを確認できた事が良かったという印象でした。その後精神的には、大分落ち着きが増した感じです。あせったりする事が少なくなりました。他者に対する貢献を軸に思考して、行動の幅が広がったと思います。しかし、ふとした時に、覆い隠しているコンプレックスが湧いて来る感じです。両親、恋人、仕事の事などですが、それはすでに克服しているとは思っていたのですが……まだまだなんですね。潜在意識の状態が分かりましたので、もっと自分を解放して修行を積んで行きたいと思います。身体的には、胆嚢摘出してから下痢しやすく調子の波がありますが、スピリチュアル・ヒーリングを受けてからはいい感じです。ありがとうございました。

●Y・Hさん（神奈川県　30代半ば　女性）

大きな変化はないのですが、ちょっとずついろんなことに気づくようになりました。筋腫に関しては、悲しみ、怒り、孤独など暗〜くすごした時代が影響している気がします。今は、すごく幸せです。太陽が暖かいことを喜び、空が青いことに感謝し、ちょっとしたことがすごくいいなぁと思えます。今年に入ってから、「地球のために何ができるか？　人のために何ができるか？」ということを、考えるようになったのですが、誰かのために何かをする前に、私の場合は、自分自身を大切にし、愛することが必要だと気づきました。ないものは分けてあげることはできないし、心が砂漠のような状態だったら、いくら他の人が愛を与えてくれたとしても、ちっとも潤うことはないのだと思います。

先生に行っていただいた催眠療法で、私は前世で自分の両親に会い、私の両親は、自分たちの子供でもない私を非常にかわいがってくれた。私は一人ではないんだ、受け取る側の私の心を開けば、いろんな人から、自然からも、愛を受け取ることができる、というメッセージなのかなぁと思います。イメージとして思うのは、私の体の中の悲しみ、怒り、孤独などは、黒だったり、灰色だったりして、まだ存在しています。それが、思いやり、愛などの明るい色がどんどん増えていき、黒や灰色がなくなったら、筋腫も溶けるような感じがします。来年早々、婦人科での検診を受けますので、結果がでましたら筋腫の状況を報告させていただきます。

●H・Dさん（埼玉県　30代後半　男性）

まずは、治療ホントに有難うございました。治療後、間違い無くものの考え方、とらえ方等変わってきたのが実感できました。何か、心の底から病気と闘える力が僕にあるんだって確信しました。また、そういう人間の奇跡的なパワーって、実はこの世に生まれてきた者すべてが持っているはずで、そのパワーに気づき信じれるか否かで大きく人生そのものが変わってくるんじゃないかと思うことができました。現実問題として、リンパ節転移が発覚、それに手術箇所に再発の兆候も見られ、放射線治療を勧められています。今後、どのように事が進んでも目の前にある自分がこれだと思うすべてのことはやって行こうと思っています。後で後悔するより、すべてをやって、もし駄目ならまた新たな方法を考えます。僕はどうしても生きなくてはならないんです。今励ましてくれている人達やこれから知り合う人達のためにも。人間って素晴らしい力をもってる生き物だということを僕の体験から是非みんなに伝えるために……先生、また壁にぶつかるようなことがあったら、不安なことができたら相談にのってください。僕は弱い小さな人間です。だから、素直にみんなに支えられて生きて行こうと思っています。今後とも、よろしくお願いいいたします。

●U・Mさん（千葉県　40代後半　女性）

昨日はお忙しい中ありがとうございました。その後あの時の光景がいろいろ思い出され、今の自分の立場とよく似ているなと納得しています。先生にはお話ししませんでしたが、過去世の門をくぐるとき、一人の若者の兵士が迎えに来てくれました。その人とともに、私は丘の上から、建築中のユートピアを見るのです。森の奥にあるその村は、マヤの遺跡に似ていました。その兵士はずっと私の傍らにいました。会合の時も、儀式の時も……。恋人でも肉親でもありません。それが誰なのだろうと、今考えているところです。今回先生にお会いできたのは、大きなギフトだと思っています。いろいろな縁が広がり、夢が実現しそうな気持ちが強くなってきました。また定期的にセッションをお願いできたらと考えています。

●K・Mさん（東京都　20代後半　女性）

毎日家から出ることができず、とにかく悲しくて悲しくて、涙が枯れるほど泣いて、自分は社会から遠ざかっている存在だと感じていた、あのつらく長い日々の痛みを思い出すと、いまこうして自分が置かれている境遇も、まわりの人たちのあたたかい光も、外で待っていてくれた空や風たちも、月も星も太陽も、みんながみんな魔法のようで……不思議なせつなさがこみあげてきて、言葉にできないくらい、胸がいっぱいになります。がんばってみようって、少しでもそう思えた自分の心を抱きしめてあげたいです。催眠のときのイメージが、私と、私のまわりにある小さな世界をあたたかい風でゆっくりと包みはじめていて、少しずつ生きていることを感じられる光に出会えるようなそんな気がしています。いつかそれが、本当の生の色に染まっていくのだろうと、どこか確信に似た感覚をおぼえながら……。

●Y・Kさん（神奈川県50代後半　女性　乳がん）

乳がんの再発をきっかけに2年前に催眠療法を受けました。以前手術を受けた上での再発でしたので、今度は他の方法で根本的にがんを治せないものかと考えていました。そのときに、かつて催眠療法で父と劇的に和解できた経験があったので、この時も治療の助けになることを期待しました。そしてその結果は期待を遥かに上回りました。結論から言うと治療云々を超え、神様と近づくことができたように思います。

その時の催眠療法の体験では、「あらゆる現象が神／宇宙からのメッセージである」ということ、また「私は過去世でやり残したことに挑戦するために生まれてきた」ということを知りました。それまでも輪廻転生を信じてはいましたが、催眠療法中に数百年前に遡り、その時の出会いや行いが今世に色濃く影響していたことを実感しました。ご縁というものの神秘を身に染みて感じた瞬間でした。驚くべきことに、私の潜在意識は催眠療法中、あらゆる質問に対して過去世だけでなく、未来へも旅をしてその回答をビジュアルで見せてくれました。

自らの魂の長い旅を俯瞰して見ることができた時、同時に私は私を幸せにしようとする愛情深い意志と壮大な計画に基づいて自分が生かされていることを知りました。そこに途方もない一貫性と正確さを感じ取り、信頼と安らぎさえ覚えました。その感覚に最も近い言葉は神様です。自分が実は愛ある意図によってこの世に送り出された存在であったこと、あえて言うなら自分の心の奥深くにその愛ある意図そのものがあったこと、これらの気づきが今も私の心を暖めてくれています。

ですから、たとえば乳がんにしても、私を苦しめようとして起きているのではなく、愛に基づいた意図があるはずだと思えるのです。病気は辛く苦しいことという常識とは異なります。病気はむしろ今の考え方や生活には無理があるというお知らせであり、ならばこうありたいと思い直して新たな自分自身を表現して生きるために、私に与えられた機会と捉えることができます。せっかくの表現の機会なのだから、苦しんでも良いですが、楽しんでも良いのです。

治療に関しては様々な選択肢と考え方があるでしょうけれど、私はがんを癒す過程を自分の根本的な体質改善とそのための意識改革に利用したいと考えました。結果として私はその選択にとても満足しています。真実を求めること、会いたい人に会いに行くこと、受けたい治療を受けること、命を大切にすること、美しいものを見ること、笑うこと、これら全てが癒しに繋がるのです。自分の体の声を聞き食事を選ぶこと、心と体が喜ぶ言葉を口にすることも、がんにならなければここまで真剣に取り組むことはなかったでしょう。

こうして数年、がんは縮小しつつあります。とはいえ、遅かれ早かれこの体から離れる時は来るのですから、今この瞬間をどんな生き方、考え方に向かって歩くのか、それこそが大切だとがんから教わった気がしています。

●Y・Kさん　（東京都　50代　女性　乳がん再発）

初めてがんの手術をしたのは二年前でした。代替医療に興味を持った矢先、導かれるように、萩原優医師の催眠療法に出合いました。

催眠療法基礎セミナーを受講した際に、催眠状態で不思議な体験をしました。「私は今までも今もこれからも幸せである。私はずっとそれを知っていた。」という深い意識に達しました。私の中に、このように全て満たされた静かな領域があることを思い出したのでした。

しかし、日常生活に戻ると、相変わらず、出来事に感情を振り回される日々に戻っていきました。いったい催眠療法で何が起きたのかを知りたくて、次々とセミナーを受講しました。幼少期や前世を知り、自分を理解していくプロセスは、とても面白かったのです。私は催眠から、人生を客観的に観ることを学びました。

副人格療法という手法を使い、切除したがん細胞と対話する機会がありました。がん細胞が、愛のエネルギーであることを体感し、涙があふれました。がん細胞は、私を浄化するために全てを引き受けて、先に光の世界に戻ったのだと語りました。がんは、排除すべき悪の存在などではなく、肉体を生かそうとするからこそ出現する愛のカタチなのです。私たちは、がんのメッセージに気づくことで、生き方を変化させるチャンスを得るのです。肉体の細胞一つ一つが、私の人生体験を可能にするために、時には犠牲になってくれることが理解できました。これは大きな意識変容となりました。私は、ヒプノセラピストとなり、がん患者に寄り添っていきたいと願うようになりました。

ヒプノセラピストとして開業した直後、がんを発症していることが判明しました。自己催眠で意味を探ってみたところ、何と、魂はとても喜んでいました。二度目のがん体験で得られる気づきや学びにより、人生がより豊かになると言うのです。真の意味で、がん患者に寄り添うヒプノセラピストになれるとワクワクしていました。確かに、がん当事者であるということから、制限が気持ちよいほど外れ、「今学ばないで、いつ学ぶのだ。」と積極的な気持ちになっていきました。新たな講座に次々参加し、自身を浄化、統合していきました。素晴らしい人との出会いもあり、未来の可能性が広がっていきました。これらの貴重な体験は、がんにならなければ、実現しなかったでしょう。

ソマティックヒーリングの手法で、がん患部を感じてみたところ、既に高い波動の光になっていました。がんは、私を導いてくれているのです。「唯一無二の体験のために、今、必要なことが起きている。」ということがしっかり腑に落ちました。

私は、がんから、沢山の学びと気付きをいただきました。生き方を変える原動力となり、本当の自分を取り戻す道を見つけることが出来ました。催眠療法により、潜在意識から愛と調和に満ちた叡知をもたらされる度に、不要な信念をどんどん手放すことが出来ました。より軽く、より純粋に、人生を歩むことが出来るようになりました。

私にとって、がんは、人生をより豊かに味わうためのプレミアムチケットです。がんに心から感謝しています。

●M・Tさん　（60代後半　男性　大腸がん再発）

２０１９年4月からの一連の会社での出来事についてはまだ心の整理ができていないことがありました。社長、重役、会社顧問を交えての話し合い。行政からの指導。役員と社員との板ばさみになっていました。

同年10月に大腸がん（ステージⅢａ）が見つかりました。手術を受けその後抗がん剤を用いましたが、翌年8月に、肝臓・横隔膜・腹膜に転移していることが明らかになりました。

転移したがんは手術ができないと言われ、そのときは希望をなくしかけましたが、萩原先生の診断での「がん細胞は家族の中から暴走族が出たようなもの」というお話で、がん細胞は自分の分身である。敵ではないという思いになりました。

以下は、「がんイメージ療法ＤＶＤ」を聞いていたときに気づいたことです。

なぜがん細胞に？お前を守るため、ねばならないに囚われ、自分の気持ちを自分でいじめていたお前を守るため。本当はこうはなりたくなかったし、いつまでもこのままでいたくはない。

あるべき姿にとらわれない。表の顔と裏の顔があってもいい。相手を傷つけないという配慮は必要だが、納得できないときは上手に気持ちを伝える、伝えられなくでも、納得できない気持ちが自分にあることを認め（このような気持ちをもつことは良くないと思っていた）、発散できるようにする。怒っている相手への無力感がある。怒ったら怒りが収まるまで何を言っても仕方がなかった父の姿とダブるところもあるような気もする。

免疫細胞への感謝。自分があるべき姿にとらわれていて、負担をかけていた。ありがとう。

インナードクター（内なる医師）への質問。体力の維持を第一に考えているが、それでいいか？　基本的にはそれでいい、但し食事の重要性も忘れてはならない。

がん細胞が自分のしんどい思いを引き受けてくれたと思えたので、心をかろうじて保つことができました。引き受けてくれた細胞ががんになった。自分をいじめるなとはそのような意味ではないか、と捉えています。

振り返ってみると、手術できなくてよかったです。手術ができないおかげでいろいろな気づきがあり、人として成長できたように思えます。

この男性は、ご自身で催眠状態に入り、以上のような気づきを得られ、それを日常生活に活かされています。がんを作るのも治すのも心の持ち方がとても影響していることを教えて下さいました。

Part Ⅳ
ヒプノチャネリングによる魂のセッション

ヒプノチャネリングとは？

催眠を誘導するセラピスト（催眠療法士）とは別に、もう一人アドバイザー的な役割のチャネラー（仲介者）を立てて、クライアントと3人で行う催眠療法を、私は「ヒプノチャネリング」と名づけています。

チャネリングとは、潜在意識とつながった状態に入って目には見えないスピリチュアルな存在や意識からの情報・メッセージなどを受け取ることで、チャネラーはその媒体です。

つまり、ヒプノチャネリングの特徴を一言で述べるなら、催眠とリーディング（透視）、そしてメッセージの媒介を同時に行うことによって、クライアントの気づきを促すことです。

私たちがなぜヒプノチャネリングをするようになったかというと、催眠に入りやすいヒーラー（霊的治療家）の女性がいて、その女性を催眠誘導していたところ、たまたま集合意識や宇宙意識などと呼ばれる通常よりもより深い次元に入り、そのスピリチュアルな領域における〝根源からの光〟を感じられることがわかったのがきっかけでした。

彼女を通して〝根源からの光〟に対して問いかけたところ、非常に的を射た明快な回答が得られることが分かったので、ある時、クライアントの了解を得て、そのチャネリング能力のある女性に仲介役として入ってもらったのです。

これは、仲介者を立てることによって、被験者（クライアント）の潜在意識の情報を多角的に読み取る「O—リングテスト」と呼ばれる方法と似ています。

O—リングテストというのは、被験者にとって何が有効か、あるいは害があるかなどを指を使ってテストする検査法です。親指と人指し指をOの字状に合わせて、筋肉収縮の強弱を測ることからO—リングテストと呼ばれます。

潜在意識の情報を読み取るという意味では、催眠療法と同じ原理に基づいています。

O—リングテストも一人で行う方法がありますが、仲介役を介して行うのが一般的で、その方が精度が高くなります。また、仲介役をする人の感度がテストの精度とも大いに関連してきます。

これと同じように、感度のいい仲介者を立てることによって、クライアントの被暗示性の高低（催眠状態の深さ）にかかわらず、より精度の高い潜在意識下の情報が得られるわけです。

ヒプノチャネリングのやり方としては、まず、クライアントと仲介役の人とを同時に催眠に誘導します。また、誘導する人（この場合は筆者）も実際には催眠状態、すなわち、より潜在意識につながった状態になっています。

3名が同時にこの意識レベルになると、催眠療法とリーディングが両方一度にできる状態となります。

そこで、誘導者である私が、クライアントの催眠を進めて行きます。

その時に、仲介役の女性はクライアントと共通のイメージを見ることもあるし、また、別の見地から眺めることもあります。

彼女は、自分が〝根源からの光の存在〟そのものになり、そこからのメッセージを伝えることもでき、同時に、クライアントの前世（過去世）などもイメージ（リーディング）できます。

そこで、誘導者である私は、その〝光の存在〟からのメッセージを受け取りながら、さらにセッションを進めることによって、クライアントの核心部分に到達しやすくなるわけです。

また、仲介役が直接クライアントと会話をしながら質疑応答やアドバイスをすることもできます。もちろん、必要がない時には仲介役は黙っています。

このようなヒプノチャネリングは、仲介役の被暗示性やイメージ力などの資質に負う点が多い方法です。それだけに、仲介役の人が被暗示性やイメージ力が強く、自己催眠ができると、誘導者を必要とせずに、クライアントと一対一でできる可能性もなくはありません。

ただし、その場合は、二人とも自己催眠の形になるので、他の人に誘導してもらう他者催眠に比べて、催眠に入り展開するのが難しく、あまりお勧めはできません。なぜなら、催眠療法が上手な人でも、実際に自分が受ける時には他者催眠をお願いする人が多いからです。

また、他者催眠の場合は、受け手の催眠深度を変えることが容易にできるので、その点においても自己催眠と比べて精度が高まります。

このように、ヒプノチャネリングという方法は、感度のいい仲介者・アドバイザーに恵まれれば、がん患者さんに対してもとても有効な手段として使えます。

魂領域に触れるスピリチュアルなセッション

医療において魂の領域までアプローチできる体験は、そうそう遭遇する機会に恵まれることはありません。

その点、チャネラー的な仲介者を立てて行う3人の催眠療法（ヒプノチャネリング）は、通常の催眠療法に加えて、仲介者も一緒に催眠に入ることでより深いレベルでの催眠を可能にし、スピリチュアルな次元につながることができる、とても稀有な療法といえます。

そんな魂領域に触れるセッションを以下にご紹介しましょう（掲載は患者さんの許可を得ています）。

患者さん＝30代後半の再発がんの女性

【段階的リラクゼーション】

お花畑＝黄色い花、孤独で寂しい。


【前世（過去世）のイメージ】

最初の場面＝12歳の、ピンクの着物を着た少女。一人きりで誰もいない。自分像は、いつも人の顔色をうかがう、オドオドしている。人の痛みが分かり、いつも人のことばかり考えている。名前は「あずさ」。

次の場面＝家の中、お母さんが、弟か妹を背負っている。お母さんは赤ちゃんの世話で大変そう。

次の場面＝20歳、習字、一人。落ち着く。その後、場面は進展しない。

患者さん＝どうして私だけ病気なの？　楽になりたい。心配事がなくなったら家族の皆が元気なのに。お母さんも自分のことを心配するから身体を壊す。そう思うと、自分も苦しくなる。

【仲介者との対話】

仲介者＝あなたが愛されているということを知ってほしい。

患者さん＝自分はどこでも愛されていない。

仲介者＝あなたは、母親を超えて愛されていることを知ってほしい。もっと、大きく愛されている。自分を愛していないから身体にきている。自分を愛す。あなたはとっても愛されている。自分を愛してほしい。この病気で気づいてほしいことは「自分は愛されている」ということ、それが一番の目的。愛を知ってほしい。

患者さん＝あなたは誰？

仲介者＝私であり、すべて。私はあなたを愛している。あなたは完璧。強い愛。

患者さん＝一番大切なことは？

仲介者＝自分自身を愛すること。それが周りを愛すること。家に帰り、あなたは愛を感じてほしい。愛を感じるとあなたは暖かくなってくる。不安を感じることはない。常に愛を感じる。

患者さん＝自分を愛するという感覚がない。

仲介者＝目の前に綺麗なボールがある。あなたの愛がすべて詰まったボール。好きな色で満たして、あなたの中にそのボールを入れてください。愛のボールを自分のお腹の中に入れてください。

患者さん＝とても暖かいです。

仲介者＝あなたは愛で満たされます。私はあなたにボールを差し上げました。これはあなたへのプレゼントです。常にイメージして、あなたは愛で満たされています。どんな時も愛で満たされています。どんな不安もありません。

仲介者＝ボールをイメージして身体の中に入りましたか？

患者さん＝はい、できました。

仲介者＝どんな時にも、そのボールはあなたの中にある。

患者さん＝自分が亡くなった時の母親の悲しみが浮かぶ。自分は生きられるか？

仲介者＝自分が亡くなった時をイメージするのはやめなさい。あなたは今生きている。これからも生きていく。未だ生きている。これもしたい、あれもしたいと生きる。あなたが亡くなることを誰も決めていない。それはあなたが決めます。だから、自分のやりたいことをイメージしてください。不安があってはいけません。今、あなたは愛を知りました。

患者さん＝不安をどうして愛に変えるのか？

仲介者＝あなたから、不安や心配は離れた。これからのあなたには不安はない。愛しかない。あるのは光しかない。あなたがそれに気づけば、あなたの周りも気づく。すべてが愛で満たされる。何の心配もない。

患者さん＝心配が出てきたらどうするの？

仲介者＝心配が出てきたら、先ほどのボールを使ってください。そのボールにはすべての愛が詰まっている。家族にもそのボールを少し分けてください。あなたはもう心配する必要はない。家族も心配する必要はない。あなたが、自分を癒せば、家族を癒すことができる。うん。大丈夫。今どんな感じ？

患者さん＝分かりました。十分に愛を感じます。

仲介者＝常にあなたとともにある。

＊以上で、患者さんからの質問もなく、仲介者からのメッセージも終わり、セッション終了。

周りの愛を感じることが自分を愛することにつながる

【終了後、仲介者から患者さんへのアドバイス】

仲介者＝今世では、あなたは、自分が愛されることを感じるために生まれてきた。今世はただ愛を受け取るためで、心配をかけることを気にする必要はない。病気になって親不孝だと思わなくてもいい。あなたのお母さんは、あなたの面倒を見るために、今世にいる。

今まで手がかからなかったので、もっと心配をかけても問題ない。

母や周りの愛を感じることが、自分を愛することにつながる。

心配には、愛のボールをイメージする。家族が心配したら、そのボールを分けると、家族の心配も軽くなる。母親にとっては、愛情を与えるのが今世での学び。あなたが愛を受けたいと思っているのも、それも学び。


【仲介者の女性のその後のコメント】

今日は「病気」が悪いものだという自分の考え方が間違っていたとわかりました。

病気はカルマ（業《ごう》）によるものだと私は考えていました。

ですが、今日のセッションによって、彼女（患者さん）の病気が愛を知るため、お母さんにとっても愛を与えるため、家族が愛を体験するためのものだと感じました。

魂に時間は問題ではないのでしょうか。

誰しも病気は歓迎できるものではないですが、気づけば得るものも大きいですね。

愛を体験するなんて、魂の究極です。

彼女がそれを課題に今生きていることに、私は尊敬してしまいます。

＊

私はこのようなセッションに立ち会えたことに、感動を覚えます。患者さんも途中からずっと涙を流されていました。

誰もが今世での課題を持って生まれてくる。自らそれを体験するために――。

このような魂の領域に触れるセッションは、大変意義を感じますし、患者さんにもきっと役立つと思います。

スピリチュアルな存在からの働きかけ

ヒプノチャネリングのセッションを何度か行っていると、催眠の入り方も安定し、いろいろな展開が二人三脚でできるようになります。誘導者が質問するだけでなく、仲介役の人から質問をしてきたり、質問をしてほしいと言ってくるからです。

私たちがより深い魂の領域に進めるようにいろんな形として示されることが多く、スピリチュアルな存在が、さらに私たちの確信を強め、導いてくれているように思われます。

そのセッションの内容はとても深く、スピリチュアル系の書物に書かれているような言葉が自然と出てくることも少なくありません。マスター（霊的指導者）やハイアーセルフ（真我）といった存在も登場します。

それだけに、患者さんやクライアントの気づきも深いものがあります。

そんなセッションの例として、もう一つ、患者さんの許可を得ている症例を挙げます。

患者さん＝中年の進行がんの男性

【経緯】

途中までは、通常の催眠療法のセッションと同じで、最後の部分で仲介役の女性と患者さんとの対話になる。患者さんもこのような展開に驚いていた。

催眠療法の目的＝いろいろ治療をしたが、未だに治療効果が見えない。心の持ち方、何が原因か。社会貢献をしたい。

＊段階的リラクゼーション法で誘導。

【前世（過去世）のイメージ】

最初の場面＝15歳。水車のある農家、時代は1600年、名前は山本、旧家。父親が厳格、母親はやさしい。二つ上の姉と叔父さんがいる。

次の場面＝野原で4～5人でチャンバラごっこをしている。途中から石投げになった。お母さんとお姉さんが迎えに来て、家に帰る。

次の場面＝お城の中、殿様と会議。幕府から謀反の疑いをかけられた。どうするか？情報があまりない。忍びを使って情報を集めよう。殿様はパニック。判断能力なし。

次の場面＝松明《たいまつ》が焚かれている。戦だ。殿様はいなくて、私が中心。できるならしたくなかった戦い。とても勝てる見込みはない。投降する。幕府に嵌《は》められた。農民の暮らしが豊かなので、妬《ねた》まれた。磔《はりつけ》にされ殺された。武士なのに切腹できず、情けない。

次の場面＝中間世（前世と今世の間）では、顔は人の形をしているが、はっきりしない。身体はない。

次の場面＝自分のマスター（霊的指導者）は、ライト・グリーンの光。


【患者さん・マスター・仲介者の対話】

患者さん＝病気の原因は？

マスター＝あなたは背伸びをしている。

患者さん＝よくなるためには、何をしたらいい？

マスター＝よくなると考えるな、よくなると考えすぎている。食事療法のことだけではない。よくなりたいという意識が強すぎる。

仲介者＝いつもより弱い光、彼のマスターの光。

マスター＝無理しすぎ。

＊ここで患者さんはトイレに立ち、部屋が明るすぎると仲介者が訴え、暗くする。
ここから、仲介者と患者さんとの会話が始まった。

がんはあなたに気づかせるために存在している

仲介者＝何かに恨みを持っているのでは？

患者さん＝今の上司の顔だ。

仲介者＝会社を辞めたほうがいい。あなたは背伸びをしている。もっと人の役に立つことがある。会社を辞めた方が成功する。

患者さん＝相手（上司）が辞めないのが嫌だ。

仲介者＝あなたが辞めるとインパクトはある。その上司にも役割がある。あなたは気づくことがある。上司もがんの存在も、あなたに気づかせる点では同じこと。本来、上司も光り輝く存在。憎しみを手放し、愛を持つこと。

患者さん＝多くの同僚も彼（上司）によって病んでいる。

仲介者＝憎しみの心、憎しみの感情を捨てること。あなたが離れれば、憎しみは離れる。

患者さん＝殺したいほどの憎しみがある。

仲介者＝それさえ許すのが、今世の課題。

患者さん＝何かしなければ気がすまない。

仲介者＝そう思うことが身体に跳ね返る。まず手放すこと。手放すことができると信じる。憎い上司の顔が浮かべば「ありがとう」と。それが、あなたに与えられた気づき。自分でできるということを知って生まれてきた。あなたにはできます。

患者さん＝がんばります。

仲介者＝がんばらなくてもいい。ただ、思い出せばいい。憎しみがあっても、それは勝手につくり上げたもの。本来は愛。本来持っていない憎しみを自分でつくった。上司のせいではない。でも、あなたはすでに体験したので、もう手放せばいい。最終的に手放して愛を体験すればいい。愛を体験するために憎しみを体験した。今度は愛を体験する。自らの身体に愛を与えて、憎しみを手放しなさい。

患者さん＝どうしたらいい？

仲介者＝まず、やってみること。上司の顔が浮かんだら、「ありがとう」と。それがあなたの身体に良い作用をする。憎しみが浮かべば、「ありがとう」で打ち消し、「愛しています」と言うように。すべてを愛に変えてください。もともと、あなたの中には愛しかない。思い出すだけでいい。

患者さん＝あまりに憎しみが強く、自信がない。

仲介者＝だた、実行すればいい。「ありがとう。愛しています」と。あなたは体験したにすぎない。本来、憎しみは持っていない。体験に感謝。がんも同じ。あなたの身体に必要ないもの。がんもそれを教えてくれたのだから、もう手放せばいい。がんはあなたの心を反映させたもの。愛に代えてください。それが、あなたの目的。愛そのものが、あなたの目的。思い出してください。

＊この時、患者さんの頭から顔にかけて淡い光のオーラが見える。

仲介者＝本当の愛を知るためには、憎しみを体験することが必要。それが大きな課題。

精神世界の扉が開かれた

この時は、私から患者さんに仲介者を立てるヒプノチャネリングを提案しました。

その後、この男性がどのように変化されたのかはわかりませんが、この時のセッション後に話された次の言葉が印象に残っています。

「自分は今まで、宗教や精神世界のことについては、否定も肯定もしていませんでした。自分には必要がなかったから。たぶん、多くの人たちもそうではないでしょうか？　でも、今回のセッションで精神世界への扉が開かれた感じがします」

ヒプノチャネリングのセッション中に、仲介者とクライアント（患者）の対話が始まっても、通常の催眠療法と何ら変わることなく進められていきます。その途中で、誘導者である私から質問することはまずありません。

進めていく上で大事なポイントに差しかかると、アドバイザー役の仲介者は、通常の提案というよりも、はっきりとした的確な指示を出します。たとえばこんな具合です。

ヒプノチャネリングを体験したあるクライアントの場合

【前世（過去世）のイメージ】

エーゲ海のある場所にいるお姫様。

そこに2つの箱があった。お姫様はその2つの箱の蓋を開ける鍵を持っていて、たまたまその1つの箱を開けてしまった。

ところが、そのために、お姫様自身と国の行く末が変わってしまった。お姫様の心身の不調と国が混乱したのは、お姫様が左にある方の箱の蓋を鍵で開けてしまったからだ。

【仲介者からの指示】

このような場面で、誘導者がクライアントに対して、「どうしたらいいのか?」と尋ねても答えはありませんでした。

誘導者である私は、原因となった「蓋の開いた箱を何とかすればいいのだろうか……」と考えていました。

すると、そこで仲介者の女性は、「右の箱の蓋も鍵で開けなさい」と指示をしたのです。

これは通常の誘導では出てこない、私からするとまったく思いがけない発想です。

しかし、クライアントは、「右の箱の蓋を開けるのは怖い」と言って開けようとしません。

そこで、仲介者が何とか励ましながら鍵を開けるように促したところ、クライアントはその鍵を使って右の箱の蓋を開けました。

するとその途端、左右のエネルギーが中和して、バランスを取り始めました。

2つの箱は、両極性のエネルギーの象徴であったようです。

何十年と抱えてきたであろうエネルギーのアンバランスが修正し始め、その変化がクライアントの身体や精神にも顕著に現れるようになったのです。

身体を自然に動かし、盛んに左腕を動かすクライアントの姿――。これは、まさに、ソマティックヒーリングの時に起きる催眠運動（次章で後述）そのものです。

その後も、クライアントが今まで抱えていた問題点が浮き彫りにされました。

あまりにも偏った考え方を持つと、日常の生活から乖離してしまう。

また、何かを一心不乱に追い求め続けていると、そこには執着が生まれる。

大切なのは、「バランス」と「公平」。この2つがキーワードとなり、クライアントはどんどん癒されていきました。そして、私たちは一人ひとりが特別な存在であり、かけがえのない存在であることを確認しました。

個人の思考を超えたスピリチュアルなアドバイス

最後の場面では、クライアントと仲介者の女性との間で質疑応答が行われます。

クライアントが、仲介者に自分の生き方や価値観について質問をすると、アドバイザー役の仲介者の女性が回答するという、形式です。

仲介者の女性は、いつも的確な回答を与え、分からない時には分からないと答えます。

それは、回答が分からないというよりも、「あなたのこれからの考え方次第で変わっていくので、結論は分からない」というような回答の仕方です。

回を重ねるごとにスムーズにセッションは進み、その仲介者の女性は、セッションのポイントで必ず核心部分を的確に指示するようになりました。

それは、セッション全体を左右するようなキーポイントです。

そして、もう一つの特徴は、アドバイザー役として発せられる言葉やメッセージの重みです。

それは、通常の会話で聞かれる彼女の声の高さや質とは全く異なるものです。

催眠状態で語られるその言葉は、仲介者である一個人の思考や感情の枠を超えて、内奥から自然に出てくるもので、彼女自身が不思議がるほどに深遠な言葉の数々がクライアントに向けて与えられます。

「自分」が小さくなって、古くからスピリチュアルな世界でいわれている「大いなる存在」とつながっている状態だからこそもたらされるメッセージ。

仲介者の女性は、催眠状態に入ることによって、個の存在を超越したスピリチュアルな次元からの情報を媒介してくれているのです。

私たちが「魂」を感じるのは、クライアントの心に浸みわたるような核心をつくメッセージがもたらされた時、まさにそこからの情報であることを確信する時です。

催眠療法では、クライアントにとってのキーポイントを探るように導いていくのですが、たとえそこに仲介者がいなくても、普通にセッションは進みます。

しかし、クライアントの悩みが深ければ深いほど、的確なアドバイスを与えてくれる仲介役の存在は大きく、その意味で、この3人による催眠（ヒプノチャネリング）は威力を発揮するのです。

その後、仲介役を務めてくれていたその女性は、事情があっていったんは、その役を離れられました。しかし、自分の役割は、催眠療法に関わることによって人の役に立つことにあると感じ、現在、少しずつ再開されています。

Part V

無条件の愛に包まれるソマティックヒーリング

ソマティックヒーリングとは？

ソマティックヒーリングは、日本語では「体細胞療法」と訳されます。これは、潜在意識につながった状態で身体の細胞に対して働きかけ、その人の身体が望んでいる本来の運動を促すことによって問題の源、原因を探り、それを改善しようとするセラピーです。

痛みや病気などの身体症状に対して、潜在意識の面からアプローチする対話型の療法で、一人の患者・クライアントに対して複数のセラピスト（催眠療法士）が関わることに特徴があります。

この療法は、30年ほど前にアメリカのヒプノセラピスト、デイビッド・クィグリー氏によって始められ、2008年に初めて日本に紹介されました。

クィグリー氏は、ゲシュタルト療法、プライマルセラピー、グループプロセス、ユング心理学、エリクソン催眠、臨床催眠、NLPなどに精通しており、アメリカ、ヨーロッパをはじめ各国で催眠関連の講演会や講習会などを開催しています。

また、著書に催眠療法のテキストである『アルケミー・ヒプノセラピー』があり、クィグリー氏のアルケミー催眠協会（Alchemy Institute of Hypnotherapy）のウェブサイトには、ソマティックヒーリングによって、がん、腫瘍、免疫不全、アレルギー、リウマチ、糖尿病、喘息、偏頭痛、腰痛などさまざまな疾患を抱えたクライアントが癒されたという事例が紹介されています（P.140の日本語訳をご参照ください）。

この心と身体の統合を図るソマティックヒーリングは、サイコソマティック（心身医学）の領域で最先端を行くヒーリングであり、クィグリー氏が述べている次の考え方に基づいています。

《潜在意識が人間の思考・行動の基になっている。慢性疾患などは原則的にその人が作ったものであり、その方の意識と行動を変えることにより、また、身体を本来の状態に戻することにより、病気は必要としなくなる。また、身体そのものものどのようにしたら自分の病気の場所を治せるかを知っている。それらを併せることにより、心身共に健康状態に戻る》

要するに、「身体に出ている症状は、あるいは快適な状態も含めて、すべて自分自身の身体からのメッセージである」ととらえ、不調や病気がある場合は、催眠状態でそのメッセージが何かを探りながら、本当に身体が求めていることにフォーカスすることで病気の本質に迫り、改善方法を探っていくのです。

たとえば、慢性疾患のほか、外傷などの後遺症に対しても有効で、その場合には、外傷を負った直前に戻り、再体験することによって、身体（細胞）が本来の働きに戻るように促します。

このように、自分自身が自分の身体と向き合い、対話しながら不調の根幹に潜む原因を見つけ、自己治癒エネルギーを呼び覚ましていくものであって、決して通常の医療に取って代わるものではありません。

このセラピーでは、催眠療法と同様に潜在意識が解放されるため、さまざまな感情が湧き出てくる場合がありますが、そこではクライアントが何を言っても許され、受け入れられます。心身ともに満ち足りた体験をし、その感覚を深く潜在意識に刻んで、催眠から覚めても満ち足りた感情や感覚のままでいられる暗示を与えて、催眠から覚まします。

このようなセッションによって、幼少時のトラウマ（心的外傷）による痛みや慢性的な疾患の原因を取り除くことが可能になります。また、アダルトチルドレン（成人してもなおトラウマを抱えている）のクライアントに対して、本来の理想的な両親の姿（内なる両親）を心の中に植え込んだり、愛に包まれたインナー・ファミリー（内なる家族）を持ったインナー・チャイルド（内なる子ども）を育てることも可能です。

参考資料＝アメリカにおけるソマティックヒーリングの症例より

【症例１】

ヴィッキィ・マーチンは数年にわたり、悪性でしかも転移性の腫瘍を腸管と腹腔内に患っていた。１９９７年11月、彼女はインナーヒーラー（内なるヒーラー）による〝サイキック手術（霊魂による手術）〟を経験した。

この特殊な手術はいくつかのユニークな特徴を持っている。最初は、手術が進行するにつれて、彼女のインナーヒーラーの手が幾つかの腫瘍を柔らかくし、溶かし、腫瘍の毒素を彼女の腸管内や血液中に排泄した。

彼女がこの経験をしていると、幼少時代の虐待や近親相姦の記憶が、これらの記憶に伴った感情の高鳴りとともに思い起こされた。これらの記憶も腫瘍からの毒素とともに解放されつつあった。インナーヒーラーは、また、彼女が受けていた西洋医学の薬物療法による抗がん剤と鎮痛剤が付着していた、肝臓、脾臓、腎臓を動かし、そこの毒素も取り除いた。

このセッションの間中、われわれは「催眠運動」を促した。彼女の腹部と上半身は（彼女はヨガの知識はなかったが）ヨガの体位を連想させる激しい動きをした。この手術が終了するや否や、彼女はバスルームに飛び込んだ。そこで、午後の多くの時間を強烈な排泄に費やした。それが終わった後、彼女はお腹を触った。そして、お腹は柔らかくなり、リラックスしていた。前からあった硬い腫瘍は消えていた。

【症例2】

ウエス・カーペンターはサクラメント在住の52歳のビジネスマンであった。1983年の飛行機事故で膝関節の部位に損傷をきたした。3回の手術の後に、彼は14年間目立つ跛行《こう》で歩いていた。彼の右の足は常に外側へと捻れていて、毎晩、足と臀部の痛みで床についた。また、彼は足を45度以上に曲げられなかった。その結果、彼は立ったり、座ったりするのが困難であった。

一回のソマティックヒーリングの間、彼は事故の全体をゆっくりと再現し、それから初めて事故の記憶を詳細に思い出した（このセッションの前は、彼はこの事故の経験に対して完全に記憶喪失状態だった）。彼の体はまったくとっぴな位置に捻れた。そして、右足を体の後ろ側に捻ったある状態で止まった。そこで、約2分間、彼の足をその位置で支えた。事故以来初めて彼が身体を伸ばした時、足は完全に伸び、全体に柔軟になり、痛みからも解放された。

彼はこの手技の終了5分後にあの事故以来、初めてしゃがむことができた。その後、数年たっても、彼は普通に歩けるし、痛みからも完全に解放された。彼は、この経験により、新しいブランドの足を得たようなものだと述べている。この手技は全部で45分だった。

複数のセラピストがケアをお手伝い

このように、ソマティックヒーリングは、既存のさまざまなセラピーの有効性をミックスさせながら行うとてもパワフルなセラピーで、一人ひとりのクライアントに対して一度に複数のセラピストがケアをお手伝いすることから、別名「愛の療法」ともいわれます。

日本においては、2007年に、日本初のアメリカ催眠士協会の認定インストラクターである村井啓一先生（ホリスティックワーク代表）と私がアメリカでソマティックヒーリングを学び、翌08年3月から日本で同技法を教えるワークショップ（ベーシック・コース）を開講しました。

それと同時に、イーハトーヴクリニックでも、ソマティックヒーリングの施療を開始しました。当初は一年ほどかけてボランティア（無料）で治験し、その後、有料で施療するようになったのですが、施療者のほとんどは催眠療法のプロのセラピストであり、経験豊富な人たちです。

現在も仲間のセラピストたちが当クリニックに集い、毎週ごとに個人セッションを行ったり、また仲間同士でのグループセッションや勉強会を開いています。また、２００９年10月には、日本でのソマティックヒーリングの健全な普及振興を目的とした「日本ソマティックヒーリング研究会」も発足し、有志による普及活動なども行われています。

私たちは日々、ソマティックヒーリングの研鑽を積むと同時に、より多くの人たちにその良さを知ってほしいと願っています。

ソマティックヒーリングを受けて、「ソマティックヒーリングは愛を感じるヒーリングなのですね」と感想を述べられた患者さんや、「これこそ私が求めていたものだ」と感激の声をあげたクライアントもいます。

まだ日本ではほとんど知られていませんが、体験された方々は深い気づきや変化を実感されており、このソマティックヒーリングの可能性は計り知れないものがあります。

では、具体的にどのような方法で、どんなことをやるのかについて説明しましょう。

基本的に、医師の管理下で行う場合は、４～７名ほどのセラピストと一人のクライアント（患者）で行います。

通常は、クライアントに自由に動けるスペースのあるベッドに仰向けになってもらい、セラピストたちはクライアントを取り囲むように位置します。

そこでは、他の心理療法や催眠療法と同じように、事前にセラピストとクライアントの信頼関係が築かれていることが前提となります（ラポールの形成）。

落ち着いた環境下で、セラピストの中の一人がクライアントを催眠状態へと誘導します。

そして、次の６種類の手法から必要に応じて数種類を選択して行います。①身体の不調に向き合う対話型の方法、②黄金の太陽、③催眠運動、④カラー・ヒーリング、⑤内なるヒーラー、⑥内なるヒーラーによるスピリチュアルな外科手術。

では、①～⑥の方法について一つひとつ説明します。

クライアント自身の癒しを促す6つの技

①身体の不調に向き合う対話型の方法

クライアントに、健康な自分をイメージしてもらいます。そして、問題のある身体部位や器官を「部屋」と見なして、その部屋にいる人や自分の感情などを確認します。次に、病気の意味や病気がどのようにクライアントに役立っているかについて確認するために、最初に病気が身体に入り込んだ時まで退行させます。

病気を生み出した分身と対話をして、病気に変わる方法を探し出します。

②黄金の太陽（The Golden Sun）

身体エネルギーの調節を行います。宇宙からのエネルギーと地球からのエネルギーを取り入れ、2つのエネルギーを体内で融合させます。

クライアントは太陽の光を視覚化し、それを宇宙のエネルギーと感じ、頭部から身体の中に入れます。地球の中心部に対しては、自分の身体から出ているグランディングコード

（大地とつながるエネルギーコード）で仙骨部をつなぎ、両側足裏から身体の中に地球のエネルギーを取り込み、仙骨部のコードから地球に戻します。

そして、上からのエネルギーと下からの一部のエネルギーを心臓のところで混ぜ、全身に循環させます。余ったエネルギーを両手から外に出します。

この方法は、グランディングといわれているもので、クライアントの心身のエネルギーの安定化をはかります。

③ 催眠運動（Hypnotic Movement）

潜在意識下の身体の自動的運動（ヒプノティック・ムーブメント）です。

この概念は、古代からある、「私たちの身体はどのようにしたら自分自身の身体を治せるかを知っている」という考え方に基づいています。

そのために、通常の顕在意識の影響を避けるために、軽い催眠状態で行います。

潜在意識下で、身体が自発的に運動したり、声を出すことにより、身体のエネルギーの流れを改善し、細胞の持っている本来の働きを回復させます。それと同時に感情の塊（ブロック）も放出させることもあります。

クライアントは、ひたすら自分の身体が動きたいように任せます。自分の思考でどうこうするのではなく、身体が本来持っている自然の動きを信じます。また、手を当ててほしい部位や、さすってほしい場所などを感じるままにセラピストに依頼します。

周りのセラピストたちは、「そう、いいですね、自然に動いていますよ。○○さんの身体はちゃんと知っていますよ。自然に動いていています」などとひたすら声をかけながら、その動きを助け、励まし、愛を送り続けます。

その過程で、クライアントから自然に声が発せられることもあります。

この方法は、病気や外傷後の後遺症、ストレスなどに対して幅広く応用できます。

④カラー・ヒーリング（Color Healing）

催眠誘導した後で、病気や痛み、外傷などの部位が特有の色や形を持っていることを感じてもらい、そのうえで、もし必要なら新しいエネルギーに溢れた色や液体を体内に導き入れ、その病気の色や形を体外に出すヒーリングです。

セラピストの誘導で、クライアントは痛みや病気が特有の色や形を持っていることを感じ、イメージします。それから、自分の気に入ったエネルギーに満ちた色や液体を、自分の好きな場所から身体に入れます。その気に入った色や液体が体内に入ることによって、あらかじめ決めておいた身体の出口から病気の色や液体が出て行くようにイメージします。

その際、必要なら催眠運動も併用します。そして、それまであった色や形の場所を自分で気に入った新たな癒しの光で満たします。最後に光の出入り口を塞ぎます。

⑤ 内なるヒーラー（The Inner Healer）

セラピストの誘導で、クライアント自身の内なるヒーラー（霊的治療家）と出会い、あるいは、感じてアドバイスを受けます。私たちの誰でもが、ハイアーセルフ（真我）の一部である内なるヒーラーを持っています。

セラピストは、クライアントの内なるヒーラーがどんな形をしていて、何という名前かを聞きます。ここで、クライアントがはっきりとイメージできない場合でも、先に進めますが、その場合には内なるヒーラーを認識できないこともあります。

その内なるヒーラーから、自分の病気の原因、その意味、食事・運動・休息・ライフスタイルなどについてのアドバイスを受けます。

⑥内なるヒーラーによるスピリチュアルな外科手術（Spiritual Surgery from the Inner Healer）

これはイメージの中で、内なるヒーラーにスピリチュアルなレベルの手術（サイキックな手術＝霊魂による手術）を受けることです。もちろん、あくまでイメージによる手術なのでクライアントは何の苦痛もなく、気持ちの良い状態で手術を受けることができます。

内なるヒーラーは、そのクライアントの病気を治す完全な方法を知っています。病気やケガなどの色や形を特定し、内なるヒーラーがクライアントの身体の出入り口から手を入れて、その部分を切除したり、溶かしたりして病気を分子レベルまで細かくします。そして、それらの毒素を血液から尿へ、腸管から便として排泄させます。

その際、クライアントは、感情のシコリも同時に思い出され、一緒に排出されることによって心が癒されることもあります。

愛の感覚を思い出し、セラピストと共有する

以上の6項目からなるソマティックヒーリングは、いずれもクライアントの潜在意識下で行われ、クライアントの中のイメージや細胞、内なるヒーラーによって施療が行われる点に特色があります。

セラピストは、クライアントのヒーリング能力をサポートすることに徹する必要があり、6つの手法のどれを選択するかは、その時々の誘導するセラピストの直感によります。

クライアントの潜在意識の反応に応じて、6つの中からいくつかを選択したり組み合わせながら誘導するのですが、場合によっては、ソマティックヒーリングの最中にクライアントの必要に応じて前世療法や年齢退行療法、イメージ療法に移行することもあります。

そのため、セラピストは催眠療法の手技に習熟していることが求められます。セラピストによる誘導催眠は、クライアントの潜在意識の中にある記憶を、いかに創造力を発揮して引き出すかにあります。クライアントの興味があるもの、イメージが湧きやすいものをセラピストがどれだけ提供できるかにもよるため、よく比喩が用いられます。「〇〇〇〇〇〇なようなもの」という例えを用いることで、よりイメージしやすくなるのです。

催眠療法やソマティックヒーリングのポイントは、それがあたかもいま現実に起こっていることのようにクライアントの記憶を湧きあがらせたり、いかにその時の気持ちに没入してもらうかです。潜在意識下でハイアーセルフ（真我）はその時のクライアントに必要なことを知っていて、そのつど適切に誘導してくれるのです。

ソマティックヒーリングのセッション中、クライアントは、病気に対する気づきと自然な身体の動きが起きると同時に、周りにいるセラピストからたくさんの愛とエネルギーをもらいます。そこで、身体の必要な部分に手を当ててほしい、マッサージをしてほしいなどの要求も自然に出てきます。

また、身体と心はつながっているため、身体の自由な動きを解放することにより、心も緩んで滞っていた感情などが解放され、癒されていきます。

このように、ソマティックヒーリングは、愛の感覚を思い出し、それをセラピストと共有する場であり、ある時には一度の体験でも奇跡的なヒーリングをもたらすこともあります。

多くの患者さんは、病気が重くなればなるほど、孤独感が強く、愛の欠乏状態に陥り、本来持っている愛の感覚を忘れがちになります。ですから、ソマティックヒーリングによって無条件の愛の感覚を思い出すことで、一つひとつの体細胞が持っている本来の働き、すなわち自然治癒エネルギーを取り戻し、深い気づきが起きるわけです。

そして、何度かセッションを重ねることによって、一人で行う自己催眠でも自分の体細胞を感じることができるようになり、さらにそれを継続的に実施することで、心身の本来の働きを感じることができるようになります。

このように、ソマティックヒーリングは、その人の魂・精神・身体のバランスを本来持っている自然なバランスに整える働きがあります。その意味で、歪んだ心身のバランスを整える潜在意識のヒーリングともいえるでしょう。

顕在意識に縛られている自分の考え（思い込みや信念）や身体を解放して、潜在意識に問いかけて表現を促し、身体の細胞に働きかけ、ストレス状態から解放された身体感覚を味わう。それによって、結果的に身体症状が改善したり、深い精神世界に入って行く場合があります。

「たかがイメージで……」と思われるかも知れませんが、潜在意識と深くつながった状態で体験したことは身体に反映されます。潜在意識と身体は一体だからです。

ですから、その人の顕在意識が「治癒」を願っていても、潜在意識では「症状を持ち続けながら」本来の目的を遂行したがっているケースもあります。そのような場合は、たとえ病気は治癒しなくても、本人が本来の目的に気づくことができれば納得し、満足感を得ます。

いずれにしても、潜在意識にアプローチすることによって、クライアント自身が潜在意識の中にある〝本当の思い〟を感じ取り、病気や症状の意味を納得して受け入れることができれば、それによって心が楽になるのは確かです。

継続的なヒーリングプロセス

事前に催眠療法を体験している人の場合、ソマティックヒーリングの効果がより顕著に現れやすい傾向はありますが、これまでの私たちの経験によると、まったく催眠療法を受けたことのない人でも十分効果が期待できます。

ただし、一般的な催眠療法は1、2回のセッションで終わることが多いのに対して、ソマティックヒーリングは、継続的なヒーリングプロセスなので、1回受ければいいというものではありません。

なぜなら、現代人の心は、生まれてから（ある意味では生まれる前から）あらゆる環境要因が複雑に絡み合ってストレスフルな状況に置かれているので、一度のセッションで「すべて解決！」というふうにはなかなかいかないからです。

私たちは、知らず知らずのうちにネガティブな感情を身体に溜め込んでいて、顕在意識では忘れていても、身体はそれをちゃんと記憶しています。また、身体の各部位は本来の機能としての役割を果たしたいと思っています。

要するに、記憶の奥底に埋もれているさまざまな感情が、自然治癒を妨げるストレスとして病気や症状の原因となっていることが想像以上に多いのです。

ですから、玉ねぎの皮をむくように、徐々に堆積した感情を解放していくために、ソマティックヒーリングを継続して体験することが望ましいのです。とくに慢性的な症状に関しては、継続してセッションを受けることに意味があります。

何回継続して受けていただくかについては、随時、セッション後のカウンセリングでクライアントの意思を尊重しながら決めていきます。

それと同時に、重要なのは、慢性疾患やがんの患者さんは、西洋医学、医療との併用も考慮する必要があるということです。実際、クィグリー氏本人や彼の助手の乳がんを患った女性は、現代医療と併用することで治癒しています。

複数のセラピストたちによるソマティックヒーリングのセッションで、私たちが必ず行うのは「催眠運動」で、この時、集団で行う一番の利点が存分に発揮されます。

催眠運動に誘導する時には、潜在意識下のクライアントにこう語りかけます。

「あなたの身体は、あなたの痛みや不調な部位の症状を取り除く動き方を知っています。

あなたはどのように動くか分からない。私たちにも分からない。でもあなたの身体は知っている!!」とひたすら声をかけます。

すると、クライアントの身体が自然と動き始めます。そこで、「いいですよ、自然に動いていいますよ。何かしてほしいことはありますか?」と問いかけていきます。身体に触れてほしいと言う場合には、身体に触れたり、あるいは、部分的に押したり、揉んだり、引っ張るなど、クライアントの要求にやさしく丁寧に答えていきます。

この時、クライアントの身体の動きとともに、何らかの感情が湧いてくることが多いのです。ずっと言葉にすることができずに溜めていた感情が、声や言葉になって潜在意識から出てくる。身体を通して「こうしてほしい。ああしてほしい」と。

こうした潜在意識からの身体の要求は、セラピストたちが送り続ける愛のエネルギーによって、その場ですべて許され、受け入れられていきます。セラピストたちがクライアントとともに作りあげる愛の共鳴場。これこそ、ソマティックヒーリングが、「愛の療法」「愛を感じることのできる療法」とも呼ばれるゆえんです。

オーケストラのように皆が一つになって

ソマティックヒーリングを受けることによって、幼少期のトラウマ（心的外傷）やインナーチャイルド（内なる子ども）が癒される例も多く、かつてこんなケースもありました。

腰痛で悩んでいた女性のクライアントです。

彼女は、最初は催眠下で身体を自由に動かしていたのですが、やがて、自らうつ伏せになり、自然に年齢退行してお母さんのお腹の中に戻っていきました。

そして、お母さんが大きなお腹をして、働いているシーンを見ています。

そこで、お母さんが転んでお腹を打ちました。その瞬間に、胎内にいた自分もとても強い衝撃を受けたことを思い出します。すぐに外に出たかったけれど、ここで出たら死んでしまうと必死に子宮の中でしがみついていた自分……。

そして、彼女は自分のいのちが守られたことに対して、子宮の中でお母さんに感謝をしました。

セッションは40分ほどで終了。その後、その女性は腰が軽くなり、「痛みはほとんど感じない」と感想を述べてくれました。

このように、身体面、精神面の両方が癒されていくのがソマティックヒーリングの特徴であり、病気の原因、改善に向けての方向性、身体への癒し、これらが心身一如となって癒されていくのです。

日本におけるソマティックヒーリングの体験者も徐々に増えています。最近は各々のセラピストの役割も分かってきて、まるでオーケストラのように、指揮者（誘導者）を中心に皆が一つになって、より深いセッションができるようになってきました。

また、ソマティックヒーリングの応用編として、一般の人を対象とした「セルフ・ヒーリングの会」も主催しています。

大事なことは自分の身体の声を聴くこと。そして、身体に感謝すること。これらは、知識としてわかっているつもりでも、実際、日常的に意識するのはなかなか難しいのが現状ではないかと思います。

そこで、自然な動きの中で自分の身体からのメッセージを感じ取り、普段の生活の中でも簡単にできるイメージワークとしてご紹介しようというのが「セルフ・ヒーリングの会」の趣旨で、これまでに眼精疲労や冷え性などをテーマとしたデモンストレーションと実践的なワークを体験していただきました。

今後もこのような会（不定期開催）を通じて、少しでもソマティックヒーリングの良さを知っていただければと考えています。

また、セラピストはもちろん、ソマティックヒーリングに理解を示してくれる医師が増えてくればチームでの取り組みができるので、ホリスティック医療に関心のある医師などにも興味を持っていただき、ぜひ日本でもドクターを中心としてさらに各地に広がってほしいと望んでいます。

それでは、実際にソマティックヒーリングを体験し、その感想をお寄せくださった方々の中から、体験談の一部を次ページ以降に抜粋してご紹介します。

認められ、応援されることが大事なパワーになる――40代女性（左半身の不調）

私自身の体の不調は、左半身の坐骨から腰、左首までの痛みでした。痛みといっても疲れや同じ姿勢をとっていると出るくらいですから、生活には問題がない状態でした。

まず初めに、先生が「その痛みは数で表すとその度合いはどのくらいですか？」と聞かれ、私は「今は3くらいです」と答えました。

5人のセラピストさんに私の周りを囲んでいただき、催眠状態に入りました。そして、ソマティック・ムーブメント（催眠運動）という施術になりました。

「あなたの身体はあなたの痛みを和らげるための必要な動きを知っている」「いいですよ、感じるままに動いて……」と言われましたが、何がどう動くのかわからないままいると呼吸が大きくなっていました。

息をたくさん吸い込みたいという衝動があり、その状態をそのまま実行してみると、先生に「いいですよ、そう、ちゃんと体が動いていますよ」と言っていただいて、これでいいんだと思いました。周りの方からも応援の声が上がり、「いいんだ、自由に動いていいんだ」と思いましたが、自分がどう動くかはわかりませんでした。

そうしたら、身体を横にしたい気持ちになり、横向きになると腰の痛みが増していきます。

「何かしてほしいことがあったら言ってください。なんでもお手伝いしますから」と言っていただいて、「腰に手を当ててください」と言いました。腰に手を当てていただくとその部分が温かくなり、気持ちよくなるのですが、痛みの度合いはだんだん強くなります。

「もっと強く押してください！」

そうすると、さらに痛みは強く10くらいになりました。

痛みが我慢できなくなり、恥ずかしいのですが、うつ伏せでのた打ち回りながら「痛い、痛い！」と声をあげてしまいました。

でもサポートしてくださる方々が「いいですよ、上手にできていますよ」「言ってくれてありがとう」と言ってくださり、腰をさすっていただいて励まされました。

そして、「その痛みのあるところには何がありますか？　色は何色ですか？」と聞かれ、

〝赤い塊〟と感じたら、「ああ、これは出産の時の痛みと同じだ！　何か腰のあたりに残っている感じがする」と思いました。

そうすると、「自分自身でこの塊を出さなきゃ！　出産の時に残ったものを生まなきゃ！」と思い、腰をくねらせ、いきみ、一生懸命からだの中に残ったものを生み出そうと力一杯いきんでいました。そして、思いっきり何度かいきむと何かが出た感じがして、痛みは消えてゆきました。

そして、セッションが終わり、催眠状態から冷めると、自分がしていた状態を覚えているので、急に恥ずかしくなりましたが、体が熱を帯び汗をかいていることに気づきました。無我夢中で、自分の体から何かを生み出した感覚、周りの皆さんが温かく、サポートしてくださる状態は、まさに子どもを出産した時に助産師さんにしていただいたものと同じだということを思い出しました。

「今、腰の痛みはどのくらいになっていますか？」

「0ではないけれど、1でもない、0．5くらいです」

腰にあったコリ、痛みが楽になり、腰が軽くなったような気がしました。そして同時に、先生をはじめ周りの方々の励ましがとてもありがたく、感謝の気持ちがあふれました。

「こんなに私のために応援してくれる、ありがたい！　子どもを出産した時もそうだった。助産師さんや周りの人の助けがあったから乗り越えられたんだ」と、過去に起こったことにまで感謝していました。

セッションを終えてみて、1対1のヒプノセラピーのセッションも素晴らしいものですが、ソマティックのヒプノティック・ムーブメントの、たくさんの方の愛情、励ましをいただけるセッションは、私一人では乗り越えられそうもないことも、周りの方々の応援、励ましがどれほどの支えになることか、体験させていただき感動しました。

私は今までこんなに誰かを無条件に認め、応援し、励ましてきただろうか？

誰かに認められ、応援されることが人間にとって、とても大事な要素、力、パワーになるんだということを実感させていただきました。

世界に対する信頼感が増した——30代女性（直腸がん）

前回のソマティック後、いろいろ起こっています。

たとえば、がんになったおかげで「もう戦わなくていいんだ」という気持ち。世界は戦場ではない、外界と戦わなくていいんだという気持ち。自分の気持ちを素直に、身体に溜めず（頭でおしゃべりするのではなく）相手に伝えらていることが多くなっている気がします。

たとえば、友人に激怒して、その激怒している自分に途中で気づき、「がんの人は、こうやって怒りを溜めてることが多いんだってさ？　それを受け止めるのが仕事のセラピストってのもいるらしい、それってすごいと思わない？　寿命短そうだよね」と、途中からひょうひょうとユーモアで方向転換できたり。そうしたことによってすーっと怒りが消え、鳩が豆鉄砲くらったような顔の友人になぜ怒ったか相手に説明でき、その後仕切り直ししようと提案し一緒に食事をしに行ったり。

海（無意識）は底知れなくて、恐ろしく思っていましたが、怖くない自分がいます。それと、墓場がずっと怖かったのですが、今は怖くないというのもあります。見えない世界が怖くなくなりつつあるようです。これは大きな変化です！

「恐怖に彩られた人生の終わり」――こんなことも朝方ひらめきました。あとは、世界に対する信頼感が増しました。大丈夫だ、と。ソマティックで、なぜ病気になったのか？「必要だから」どうしたら治りますか？「あるがまま」、この経験も大きいのかもしれません。

あと、服や、インテリア（本棚）、古いものを捨て、新しいものを買うことが続いています。エネルギーの交換が起こっているようです。身体は、トイレ（小）にいくと、たいてい血の混じった下痢便を一緒にするのですが、それ以外では「私はほんとに病気なのかしら？」と思うことが多いし、実際、がんのことを忘れていることがあります。（あまり変なものは食べませんが）ソマティックは効果があると確信しています。――中略――

身体は嘘をつけません。体感したあの細胞が喜んでいるようなエクスタシー。褒められるということを幼少時にあまり体験してこなかったので、恥ずかしさがムクムクと頭をもたげたりしていましたが、ポジティブな声掛けによる刷り込み（で、いいのでしょうか？）は現実を変化させます。正直、入院を迷ってないといったら嘘になります。退院したら、またソマティックを受けに行きたいです。ソマティックが木曜以外にも受けられ、多くの方々のサポートになるよう発展を祈ります。

1週間後には痛みがなくなっていた――50代女性（右股関節痛）

私は、昨年の11月に右足の股関節の痛みでソマティックヒーリングを受けました。股関節は先天的な亜脱臼だと10歳の時に検査して診断され、手術を勧められましたが、そのまま45年。天候や運動で痛みが時々出ていて、ソマティックを受けた時はかなり痛みが出ていた時でした。

催眠に入って、「あなたの身体の痛みを楽にするための動きをあなたの潜在意識は知ってるよ」とセラピストの声が聞こえると、左手が勝手に動き出したり、胃の辺りが身体の奥のほうから何だかムグムグと動きだし、全身が動きだしたのです。私が動かしているんじゃなくて……本当にびっくりです。

そして、「溜まっているものを全部だしていいよ」という声に涙が出てきて、それと同時に12歳位の白っぽい髪の女の子が暗い地下室の中で泣いている姿が見えました。

不思議なことに、私にはその娘がミーシャという名前でダウン症だということや、右足が萎えていること、両親が貧しくて村の酒屋に預けられていること、何か大切なものが無くなって疑われて地下室に入れられていることがわかりました。

一人ぼっちで暗い冷たい地下室に閉じ込められていて、「怖いよー」「寂しいよー」というつらい気持ちを誰かに知って欲しかったのだ……ということが私にしっかりと伝わってきました。

私はミーシャの心の痛みをリアルに感じて涙が流れ続けました。ミーシャも私も癒されていくのを感じていました。そして、股関節の痛みを通して私に気づいてほしかったのだと思い、ミーシャが大変愛おしく感じられました。

そして現在、ソマティックヒーリングを受けて10カ月になりますが、この10カ月間、股関節の痛みは感じていません。なお私の場合は、セッション直後は痛みはあまり変化していませんでしたが、1週間後には痛みがなくなっていました。

私のソマティックヒーリングに参加してくださったセラピストの方々に感謝していま

す。ありがとうございました。

心の痛みを過去に遡って癒してもらえた――30代女性（乳がん再発・肺転移）

〈初回、２回目のセッション後の印象〉

初めてのソマティックは、たくさんのセラピストさんに囲まれ、最初は少々緊張しましたが、催眠に入ったあとはリラックスできました。この、たくさんのセラピストさんがいてくださったことが、思いのほか私を癒してくれることとなりました。

それは催眠運動の時です。自分の思うままに身体を動かし、それに合わせてセラピストの皆さんが励ましの声をかけてくれながら運動を手伝ってくださることに、自分自身に物凄くたくさんの愛が注がれているという感じを受けました。何ともいい難い、救われる思いです。

というのも、このセッションの少し前に、抗がん剤の副作用で苦しい思いをした時期があり、真夜中に痛みで眠れない時に、家族や看護師さんに「何とかしてあげたいけど、どうしてあげることもできない」と言われました。せめて側に居てもらえるだけでいいんだけど……と思いながらも迷惑を掛けるのが躊躇《ためら》われて、ひとりで泣きながら痛みをこらえ、こんな思いをするなら死んだほうがマシだと思ったことが思い出されたのです。セラピストさん達の励ましの声掛けで、「あぁ、私はこうしてもらいたかったんだ」と、心の痛みを過去に遡って癒してもらえた気がしました。これが初回のセッションで一番印象深い体験です。―中略―

2回目のセッションは、初回と同じセラピストさん達もいらしたので、信頼感・安心感で、すべて身をまかせるような形で臨めました。このセッションを受けるまでの間、前回のソマティックに基づいたプチイメージ療法（後述）みたいなものを自分なりに毎日行っていたので、2回目はそのプチイメージ療法のスペシャルパワーアップバージョンを受けるような気持ちでした。やはり不思議な映像もメッセージもありません。ただ、毎日行っているプチイメージ療法のおかげか、イメージがスムーズに浮かび上がるようになりました。

この日は、身体の不純物が指先からスッと出て行く感じがあり、自分の身体の中がきれいになっていくイメージがよりハッキリ浮かんで、健康を回復しているという自信と確信のようなものが得られました。こうした気持ちは、何ともなしに湧き上がってくるものではないので、ソマティックで後押しをしてもらってこそだと思います。2回目を終えた後も、やはり身体がスッキリして、実に楽しい気分でした。セッション自体、面白いとか可笑しいことは何もしてないのですが、やはりこの日も楽しくてウキウキした気分で帰途につきました。

――中略――

〈その後の経過〉

本日、抗がん剤を始めてから初めての検査結果が出ましたので、まずはご報告です。おかげ様で、一番気になっていた部分の腫瘍が7割ほど消失していました！　周囲にあったものも消えて筋状の炎症痕（？）になっており、新たにできた腫瘍は見当たらないとのこと。残っているのはほんの少しです。

もちろん私は良い結果を期待していましたが、主治医の第一声が「とにかく良い結果なんだよ！」と声が弾んでいたので、予想外の劇的な結果だったのではないでしょうか。「薬が本当によく効いているみたいだねぇ」と話していました（笑）。ソマティックのことも玄米菜食のことも話していませんが、せっかく良い経過を辿っているので、主治医の薬に期待する前向きな気持ちも、私の治るパワーにしていこうと思います。

〈第3回目のセッションの後の印象〉

3回目のソマティックでは、腫瘍縮小の嬉しい報告ができて、そして皆さんに喜んでいただけて本当に良かったです。前回、皆さんに「絶対治っているような気がする」と力強く言われて、その期待に応えたいという気持ちから、検査の結果が出るまで、皆さんに喜びの報告をするイメージをずっと持つことができました。これまでの私であれば、期待がはずれた時のがっかり感を軽減するため、いつも最悪のことを頭に置くというクセがあったのですが、毎日のプチイメージ療法で鍛えた（？）成果もあってか、最悪ではなく、最高の期待をいつも描けるように変わってきたみたいです。

セッションを重ねるごとに、自分の身体は自分で治せるんだというしっかりとした自信も持てるようになってきました。「どうしたら病が治せるか、身体がちゃんと知っていますよ」という語りかけに、頭ではなく、身体が受け止めているのを感じられます。

そしてセラピストさん達の声掛けは、やはり大きなパワーを与えてくれます。

普段の生活の中では、周囲の人は気遣いからなのでしょうが病についてあまり深く触れようとはしません。そのよそよそしい感じは寂しくもあります。病というのは、無関心でいると、気づいてほしいと泣いたり暴れたりする子どものようなものかもしれないなぁと最近になって思うようになりました。紐解いていくと、それは私自身の心を反映したものじゃないかという気がします。いつもセッションの前には「女王様のようにしてくれていいのよ」と言ってくださるのでちょっと遠慮しながらも、ちょっとは甘えて身体を自由に解放させてもらっています。そして、たくさんのセラピストさんが病＝心へアプローチしてくれるので、関心を注がれた病は癒され、解放された体は本来の自然治癒力を気づかせてもらっている、そう感じるようになりました。

初め、ソマティックというのは、催眠で病の原因を探る、その原因となるものを取り除くという概念があったので、病の原因となる決定的な何かを見つけられるものだと思っていたのですが、私の場合は、セッションを受けるごとに少しずつ何かに気づき、自分の病の原因が何たるかを色んな方面から理解してきているように思います。コレ！　という決定的なものではなく、自分の人生の流れにあるべくしてあるものなんじゃないかなと……。

病が人それぞれ違うものであるように、癒す方法もまた人それぞれ異なるものなのかもしれないですね。

でも、これは誰にでも共通するのではないかと思うことがあります。それはすべてを頼る、すべてをお任せするのではなく、自分でできる最低限のこと、たとえば生活習慣を改めるだとか、食生活に気を配ってみるとか、思考を変えてみるだとか、無理なくやれる範囲のことはやってみて、その上で誰かに後押しをしていただくということ。ソマティックを受けるにあたっても、自分で出来ることはここまでやっている、という自信があれば、その効果はより高まるのではないかと、自分の体験から強く確信しています。

その後も、これといった辛い抗がん剤の副作用は出ていません。体調もすこぶる良いです。食欲もあって、スポーツも楽しんで、様々なイベントに出かけ、仕事も家事もほどほどやって、ぐったり疲れるということもなく、これまでにないくらい健康的に過ごしています。

〈自宅でのプチイメージ療法〉

ソマティックヒーリングと、これまでに読んだ数冊の本を参考にそれぞれのいいところ取りで組み合わせたオリジナルのプチイメージ療法です。

【朝と晩】

① 水を一杯飲む。
・身体をきれいに洗い流してくれるイメージ。
② 腹式呼吸10回
・宇宙のエネルギーを吸って、吐くときは身体の毒を宇宙に吸い取ってもらうイメージ。
③ 愛と感謝
・自分自身への愛（暖かい光で包むイメージ）。
・自分に関わるすべての人への愛（暖かい光を送るイメージ）。

・物や自然、地球、すべてへの愛（すべてのものに光線をあてるイメージ）。
・愛をもらう（すべてのものから光を注いでもらうイメージ）。
・病気に感謝（たくさんの気づきをあたえてもらえたことに感謝する）。
・病気を手放す（愛を注いで箱に詰め、リボンをかけて宇宙に返すイメージ＋「ありがとう」の言葉）。

④エネルギー
・大地のエネルギー（その時々で心地よいと思える場所を選んで、足元からエネルギーを吸収するイメージ）。
・宇宙のエネルギー（宇宙のエネルギーを頭上から注がれるイメージ）。
・混合（2つのエネルギーを身体の中心で混ぜ合わせて、身体全体を満たすイメージ）。
・返還（余ったエネルギーを地球に戻す）。
・おすそ分け（返還したエネルギーを含め、すべての人に良いエネルギーが行き渡るよう祈る）。

⑤浄化

・抗がん剤（がんにだけ良く効いて、他の細胞には影響しないということを身体に言い聞かせる）。

・解毒（両足、両腕をふって、指先からふり身体の中の毒を出すイメージ）。

⑥時間に余裕のあるときは……

・翌日仕事でお世話になる人、一緒に遊びに行く友人、外出先でお世話になる人など、個人単位で愛と感謝。

・良質な食物を作ってくれる農家の人やそれに関わる人達に愛と感謝。

・疎遠になっている家族や親戚に、愛と感謝。

・過去に快く思っていなかった人に（嫌な思い出を手放して）愛と感謝。

⑦自然に向けて

・朝であれば太陽、夜であれば月や星に感謝。

・台風であっても「悪いものを吹き飛ばしてくれてありがとう」など、何でも良いことにこじつけて感謝。

・最後に「今日も一日よろしくお願いします」または「今日も一日ありがとうございました」の言葉。

【入浴中、またはお風呂上がりのボディケアで】

手や足をマッサージしながら「副作用に負けずにいてくれてありがとう」の言葉。余裕があれば、身体全部に同じように声をかけます。その時、言葉は心の中でつぶやきます。声に出すとしても小声です。

③～⑤の順序は特に決まっていません。自分で適当に作り上げていったものなので、その日その日で、頭に浮かぶ順番で行っています。他のことが気になってイメージが浮かびきらない時や、時間に余裕がない場合は、この流れを言葉でただ辿るだけの時もあります。

イメージするのが面倒なときは、朝であれば鳥の声、夜であれば虫の声をボーっと聞いて、①②⑤だけで終わることもあります。時間にして、短いときは5分、長くても15分くらいです。

H・Yさん　60代後半　男性　（精巣ガン再発）

２０１５年９月（65歳）ステージⅣの精巣がんで手術を受けましたがすでに腎臓とリンパ節転移が認められました。その後、抗がん剤の治療を受けました。ところが。抗がん剤治療中に副作用により、白血球は０近くまで低下し、意識不明の危篤状態に陥りましたが、奇跡的に回復しました。

２０１９年９月左上腕の疼痛で挙上ができない状態で来院されました。二か月前から臥床と座位の持続が不可能であり、とても辛い状態が続いておりました。大学病院で第五頸椎に転移が疑われるが手だてがないといわれました。

そこで、ソマティックヒーリング（別の詳細あり）が行われました。痛みがあまりに強いので、先ず、シンギングリンを用いて専門家によるセッションが行われました。少し症状が和らいだ時点で引き続き、立位の状態で集団によるソマティックヒーリングが開始されました。催眠誘導からグランディング目的でゴールデン・サンから催眠運動へと進みました。「左腕を前方へ挙上して欲しい」、「右腕を横に引っ張って欲しい」、その後、徐々に両上肢が挙上できるようになり、「ありがとうございます。気持ちがいいです。

感謝します。」の言葉が聞かれました。

暫くしてから、本人が臥位を希望され、ようやく横になれました。カラーヒーリングに移ると、「首のところが、青くて冷たい、固まっている」といわれました。どうしたいと尋ねると、「溶かして消したい、後頚部に手を当てて欲しい」と訴えました。青い場所にみんなで声をかけると「今、明るくなってきた。光が射してきた、徐々に柔らかくなってきた」、と言われました。そこに参加者全員でエネルギーを送りました。インナーヒーラーさんは女性のようなほほ笑み。「もう少しの我慢、痛みは長く続かない。前向きに仕事を・・・」。その後、体は明るくて軽くなってきました。催眠から覚めた後、なんと手が挙がるようになりました。体を動かし起き上がれる。体が軽くなってきたのです。その後、再度、セッションをしたのですが、痛みが劇的に軽減しました。

専門病院での検査の結果、転移が強く疑われなす術がないといわれましたが、この様に二回のソマティック・ヒーリングで軽快したのです。現在は社会復帰され普通に仕事をされるとともに、趣味のテニスもされております。

Part Ⅵ これからの医療とスピリチュアルな生き方

誰にでも見えない世界の扉を開けられる

催眠療法やソマティックヒーリングの体験談を読まれて、「こんなことが起きるのは特別な人たちだからでは？」と思われた方もいらっしゃるかもしれません。

しかし、前述したように、催眠は誰もが日常的に体験しているもので、催眠療法はそれを意識的に行うかどうかだけで、基本的にはどなたでも体験できます。催眠状態に入って、潜在意識にフォーカスするという意図を持ち、自分の内側から湧きあがってくるイメージをそのまま受け入れられれば、誰でも容易に目に見えない世界の扉を開くことはできるのです。

私は、ソマティックヒーリングを学びたい人たちのためのワークショップの講師を務めていますが、それ以外にも、他の団体から招かれて催眠のデモンストレーションを行うことがあります。

ホロトロピック・ネットワーク代表で『人はいかに癒されるか』(風雲舎)などの著書を持つ天外伺朗《げしろう》さんが主催している「ナイトサイエンスの集い」でも、催眠のデモンストレーションとワークをさせていただいたことがありました。

参加者は、北海道から九州まで全国各地から来られた方々で、80名以上。いつもクリニックで一緒にソマティックヒーリングを行ってくれている仲間の協力を得ての、「催眠療法の実践とワーク」でした。

一度に大勢の人たちに対して催眠誘導した経験が少なかったので、最初は正直心配でした。通常は対話によって誘導していくため、会話型でない場合は催眠に入りにくいと思っていたからです。

しかし、実際にやってみると比較的スムーズに行きました。それは、催眠に興味がある方々が対象だったことと、私自身が無心に近い状態で誘導できたからだと思います。

前世（過去世）の自分に会い、マスター（霊的指導者）から現在の自分に対してメッセージをもらうように誘導したのですが、終わってからお聞きすると、驚いたことにたくさんの方々が前世の自分を体験され、しかも、マスターから言葉や光でメッセージをもらうことができていたのです。

また、私が主催した「催眠療法と超体験の集まり」と題する一般向けのヒプノセラピーのセミナーでも、20名ほどの参加者に対して宇宙につながる催眠誘導を行ったのですが、スムーズに催眠に入った方がほとんどでした。気持ちよくて寝てしまったという方も何人かいましたが、この気持ちよくて寝てしまうことも催眠状態に入る特徴の一つです。

このように、クリニックにおける催眠療法以外にも、一般の方々の体験を通じて、誰でもその気になればすぐに潜在意識とつながって見えない世界に入っていけることを実感しています。

潜在意識という見えない世界に入ると、不思議な体験をすることが多々あります。ある知り合いの女性に行った催眠療法では、こんな不思議な体験をしました。

その女性はとても催眠に入りやすい被暗示性の高い人で、その時の目的は、催眠状態で

「今後の自分の進路を知りたい」というものでした。希望通り、彼女は自分のマスターから、今後の仕事の方向性についてのアドバイスを得ることができました。不思議なことが起きたのは、その直後です。

なんと、催眠状態の彼女が、誘導している私に向かって、「質問をしなさい」と言ったのです。私は、てっきり彼女の質問を私が代わって彼女のマスターにすればいいのかと思っていたら、そうではなくて、私自身のことについて質問をしなさい、ということでした。

そこで、アドバイザーが、彼女のマスターから私のマスターに交代したのです。

彼女は、アドバイザーが交代したことをはっきりと自覚していて、その途端「目がパチパチして光が弾けるようだった」と言っていました。

そこで、私が自分自身のことについて私のマスターに質問をすると、次々に的確な答えが返ってくるではありませんか。それは私にとってとても意味深いメッセージでした。

残念ながら、その時には私のマスターの名前などははっきりしませんでしたが、これは、クライアントが導管となったチャネリングです。

催眠中に、誘導者がクライアントのマスターからアドバイスをもらう話は聞いたことがありましたが、今回のように、誘導者である私のマスターがクライアントを通してアドバイスをしてくるという経験は初めてだったので、とても驚きました。

おそらく、誘導者やクライアントの潜在意識が優位（オープン）になることで、スピリチュアルな存在からの語りかけや働きかけが受け取りやすくなるのだと思います。

潜在意識が優位になると共時性が起きやすい

潜在意識が優位になると、クライアントとのチャネリングのように、精神世界でいわれているようなことがたびたび起こるようになります。

その一つの例が、シンクロニシティー（Synchronicity）です。シンクロニシティーとは、「意味のある偶然の一致」のことで、日本語では「共時性」と訳されます。

これは、心理学者のカール・ユングが定義した概念で、「別々の出来事が、時空間的に互いに一致して、しかもそこに意味深い心理的関連が感じられる」現象のことです。

その前提には、「誰もが集合的無意識でつながっていて、それを現実の出来事として感じることができる」という考えがあります。

実際に、ふだんはそれほど意識していなくても、少し意識していると日常的にシンクロニシティーが起こっていることが分かります。たとえば、ある人のことが気になっていて連絡をしなければと思っていたら、突然、その人から電話がきた、といったことは皆さんも経験があると思います。

私の周辺でもシンクロニシティーは頻繁に起きています。

相手のことが気になっているとその相手から電話やメールがあったり、あるいは直接出会うなど、しかも一日のうちでそのような〝偶然〟が何度も起きたりします。

また、ソマティックヒーリングのセッション中にもこんなことがありました。

催眠状態のクライアントが、「自分の下腹部に何かクルクル回っているエネルギーを感じる。ちょうど、犬が自分の尻尾を追いかけているようにクルクル回っている」と言いました。

すると、その途端、外で「ワンワン」と犬が吠えたのです。私はそのことにすぐに気づきましたが、クライアントにはその場では話題にしませんでした。

ところが、セッションが終わった後で、クライアントが、「犬の尻尾の話の時、犬が吠えたでしょう。あれで私が感じているエネルギーが本物だと感じられたんです」と話してくれたのです。

クライアントは犬の鳴き声をちゃんと分かっていて、しかも、それによって自分のイメージを本物だと感じることができたわけです。「腑に落ちた」という表現が適切なのかもしれません。

このように、シンクロニシティーは潜在意識が優位になっている時に起きやすいようです。ある時、ヒプノチャネリングのセッションで、シンクロニシティーの意味を確認して、「そうか、なるほど」と気づかされたことがありました。

その時の回答は、「シンクロニシティーは、まだ見えない世界を信じられない人のために起きる」という内容でした。

大事なのは、日頃から潜在意識につながり、自然の流れに身を委ねることです。

すべては自分の心の持ちよう

ほとんどの現代人は、顕在意識が優位のままの状態で、潜在意識に注意を払うことがありません。顕在意識だけが優位のまま慌ただしい生活を送っていると、思考や感情にとらわれて、ストレスが溜まりやすくなります。一方、潜在意識が優位になると、瞑想をしている時のようにとても心地よい状態になって、自然の流れに乗れるようになります。

これは催眠療法を続けていくうちに、何となく気づいたことの一つです。

心が平安だと、小さなことにとらわれず、自然の流れに身を任せることができるのです。

つまり、心の持ちようで快にも不快にもなる、ということです。

『小さいことにくよくよするな！』（リチャード・カールソン著／サンマーク出版）というベストセラーになった本には、「しょせん、すべては小さいこと。人は心の持ちようで人生を変えられる」ことがわかりやすく書かれています。

「しょせん、すべては小さいこと」――私はこの文章を読んで、そのシンプルな言葉に込められた達観さに驚きました。

何か自分にとって予想外のことが起きるたびに、大変なことが起きた、一大事だ、こんな自分は惨めだ、などと思いたくなるものです。しかし、それも、宇宙的に見れば、あるいは、永遠なる魂の世界から眺めれば、くよくよ悩むに足りないことなんだという気づき。

この本には、それを物語る言葉が１００項目載せられていて、「ストレスの根元はあくまでも自分自身の思い込みや考えすぎから生まれる。激しく落ち込んだりするのも、大きな落胆を感じて悩んでしまうのも、すべて大げさに捉えてしまっている結果だ」と述べられています。

この自分自身の思い込みや考えすぎがどこから来るのかといえば、親や社会から刷り込まれた「○○でなければいけない」という固定観念や、自分本位の「常識」というモノサシがあるからではないでしょうか。

しかし、そうしたモノサシ＝思考の枠組みをはずすことができれば、ほとんどのことが取るに足らない小さなこととして受け流すことができるのです。

催眠療法はいったんその思考の枠組をはずして、９０％の潜在意識の中にある「本当の自分」を知ることで、思い込みや「かくあらねばならない」という判断基準（コアビリーフ）から解放され、心が穏やかになることができます。

要するに、ストレスの原因となっている頑《かたく》な思考や信念から自由になれるかどうかは、「自分自身の心の持ちよう」だということです。

日本初のヨーガ行者として知られる中村天風《なかむらてんぷう》さんも、「所詮、人生は心一つの置きどころ。人間の心で行う思い方、考え方が、人生の一切を良くもするし、悪くもする、というのが人生支配の根本原則である」（『運命を拓く』講談社）と述べています。

私たちが、どんな心の持ちようで一日を過ごすか、また、瞬間、瞬間にどんな選択をしていくか――その時々の心のあり方次第で、その人の人生が決まるといってよいでしょう。

心の持ちようと病気の関係

心の持ちようは、病気にも影響を及ぼします。その一例を挙げてみましょう。

ある時、知人から「能」についてお話をうかがう機会がありました。

能の物語や歴史について、その時代、時代でどのようになされていたかを聞くにつけ、私はその深い精神世界に魅了されました。

能は、継承されている演劇としては「世界最古」といわれる日本独自の舞台芸術で、見えない幽玄の世界を現しており、潜在意識の領域という点で瞑想とのつながりを感じます。

そのような能を習っているという一人の女性が、10年前に能を観たことでがんが治った体験について話してくれたのです。

直腸にできたがんで手術をする予定だったというその女性は、東京在住でしたが、お師匠さんの能を観るために、遠路はるばる大阪まで行ったそうです。

しかし、体調が悪くて、数分間しか観られなかった。その後、手術のために入院したところ、がんが壊死《えし》を起こしていて、医者から「手術の必要はない」と言われたそうです。

直腸がんなので、手術としては人工肛門を造設しなければならなかったはずです。

その女性は結局、何もせずに退院し、10年経っても元気。その後は検査もしていないそうです。

彼女の体験も、心の持ちようとがんとの関係を如実に物語っているように思います。やっとの思いで大阪まで行く。そして、楽しみにしていた師匠の能を観る。その思いが自己治癒のスイッチをオンにし、潜在意識に何か大いなる力が働き、がんが短時間で変化したのでしょう。

幽玄の能の世界には、このような話がいくつもあり、600年の歴史はそれだけの価値があるのだと思います。

この女性の例に限らず、がん患者さんが心の持ち方でがんを克服した例は数多くあります。NHKスペシャル「人間はなぜ治るのか」を制作された川竹文夫さんは、自身の腎臓がん発病をきっかけにがんの自然治癒に関する調査研究を開始し、同番組をもとにした『幸せはガンがくれた――心が治した12人の記録』（創元社）を刊行しています。

この本は、自らの心の力によって絶望から生還し、真の健康と新しい人生をつかんだ人たちの喜びに満たち証言集で、いかに心の持ち方が重要かがうかがい知れます。

心の持ち方を重視した、集団精神療法も効果があるようです。集団精神療法は、複数の患者さんたちが集まって心の問題を話し合い、他の患者さんの抱える問題にも耳を傾け、お互いに感想を述べ合うグループワークです。

アメリカスタンフォード大学では、遠隔転移を起こした乳がん患者に対して、集団精神療法を1年間続けたグループと、それを受けなかったグループに分けて、その後１０年以上の経過を比較したところ、集団精神療法を受けたグループの平均生存期間が約２倍に延びたそうです。

また、笑うことで免疫力が高まることも科学的に確認されています。

それを物語るのは、「生きがい療法実践会」の伊丹仁朗医師が、お笑いで有名な吉本興業の演芸場で行った、笑う前と後とで免疫を司るＮＫ（ナチュラルキラー）細胞の活性を測定した実験です。

実験の結果、実に19人中14人が笑った後では細胞活性が大幅に上昇していたとのことです。上昇しなかった残りの5人は、笑う前からすでに細胞活性が高かった人。よく笑うことによって、ＮＫ細胞の活性が上昇して免疫力が高まる、まさに〝笑う門には福きたる〟です。

自由なマインド

心の平安や笑いなど、自己治癒力を高める心の持ち方は、とらわれのない心、自由なマインドのようです。頑《かたく》なな思考やネガティブな感情から解放された時、いのちのエネルギーが活性化し、癒しと再生が起こるのです。

なぜ私たちの思考や感情はものごとに固執してしまうのでしょうか？　――その大きな原因の一つは、すでに起きてしまった現実に対して、「そんなはずはない」「それは間違いだ」「本当はこうあるべきだ」などと、頭の中で必死に抵抗してしまうからではないでしょうか。

つまり、現実を受け入れられない自分の思考そのものが、苦しみを生んでいるのです。

その点に関して、「ワーク」という気づきのメソッドを編み出した、バイロン・ケイティさんはこう述べています。

「現実と言い争う思考を信じるときにのみ、人は苦しむということを理解しました。現実がそうであるのに、そうであってほしくないと思っても、無駄なことです。それは、猫に『ワン』とほえろと教えるようなもので、死ぬまでがんばってみても、やはり猫は、あなたを見上げて、『ニャー』となくだけでしょう」

「ワーク」は、何が自分のストレスや痛みの原因になっているのか、本当の真実を知るためにケイティさんが編み出したもので、それは自分の考えに対する次の4つの質問からなります。

①その考えは本当でしょうか？
②その考えが絶対に本当であると、あなたは言い切れますか？
③その考えがある時、あなたはどんな気持ちになりますか？
④その考えが消えたら、あなたはどうなりますか？

この4つの質問によって、自分の考えとそれがもたらす結果をシンプルに問い直し、考えの見直しをすることによって関係がクリアになり、その結果、人生は自動的に変わるというものです。

このワークでは、つらい思考にしがみつくことからくる因果関係を探り、問い直しによって、自分の自由を見つけていきます。起こるべくして起きた現実。どんな思考もそれを変えることはできません。だからといって、それを大目に見るとか、認めるということではありません。それはただ、物事を抵抗なしに、内面の葛藤というストレスなしに見るということなのです。

これは、現実と抵抗した「考え」や「闘い」を、「探求」に変えるためのシンプルで奥深いメソッドで、心理療法でもよくクライアントの気づきを促すために用いられます。

ただし、これを自分でやる時には、ハートで感じる領域で真剣にやらないと、浅く、つまらないものになってしまうのでご注意ください。

このワークの根底には、「現実と争う時、あなたは負ける、それも必ず」という考えがあります。

しかし、いったん、精神的な苦しみが自分以外の「世界そのもの」にあるのではなく、世界に対する「自分の考え」にあるのだということが分かると、あらゆる問題は自分を理解するための機会となり、よりよく生きるためのギフトとなるのです。

ケイティさんは、病気についても、次のような素晴らしいことを述べています。

「バランスの取れた、健康なマインド――これが、あなたが本当に望んでいることではないでしょうか。病んだ身体が問題なのでしょうか。それとも、身体についての思考が問題の原因になっているのでしょうか。

よく見てください。身体は医者に面倒を診てもらい、あなたは思考の面倒を見てください。

私には、友人で、身体が動かない人がいますが、彼は生を愛しています。自由には健康な身体はいりません。マインドを自由にしてください」

まさに、ここに、病に対する私たちの心の持ち方の原点があると思います。

いま、この瞬間を100%生きる

自由なマインドを得るためには、何が必要なのでしょうか？

ケイティさんと同じようなことを、エックハルト・トール氏が著書の中で述べています。

トールさんは、ケンブリッジ大学研究員および指導教官を経て、講演家として世界各地を巡っている、いま世界で最も注目されている精神世界のニューリーダーの一人です。

著書に『さとりをひらくと人生はシンプルで楽になる』（徳間書店）、『ニュー・アース』（サンマーク出版）などがあり、私も彼の著書に大きな影響を受けました。

トールさんが経験的に辿りついたのは、悟りを得るには、痛みや苦しみを強いる修行法ではなく、一言でいえば、過去と未来へのしがみつきをやめ、「いま、この瞬間」を100％生きることです。

彼は、「苦しみを平和に変える方法」についてこう述べています。

「すでにそうあるもの、を、その都度、ありのままに受け容れることが、まず私たちに与えられている最初のチャンスです。私たちの目には、状況が苦しみをこしらえているように見えますが、実際は、状況に抵抗することで、自分自身がこしらえているのです」

これは、ケイティさんとまったく同じ認識です。

私たちが、抵抗を感じる時、嫌な感じを抱く時、不安や恐怖を抱く時……、それは、現実をありのままに見ていない、思考が過去や未来に飛び、あるいは現実に逆らっている。意識がその状態にある以上は、決して自由は得られないということです。

現実をありのままに受け入れ、過去や未来にとらわれずに、「いま・ここに」100％

意識を向ける。それが、自由なマインドに他なりません。

トールさんは、「本当の自分」や「大いなる存在」につながる入り口を次のように整理しています。

①インナーボディ（内なる身体）のエネルギー（気）を感じること。

②強烈に「いまに在る」こと。

③思考を止めること。

④すべてをあるがままに受け入れること。

また、「思考や感情はエゴ（自我）と結びついていて、自分そのものではない」とも述べています。

私たちは、いろいろな場面でさまざまな思考や感情が自然に湧いてきて、これを止めることはできません。その思考や感情の源泉は、それまで育ってきた過去の経験がもとになって生まれます。

これを急転換することは、ほぼ不可能と思えるかもしれません。しかし、そこで思考や感情に流されるのではなく、その湧いてきた思いを客観的に見ることはできます。

「あぁ、今、自分の中にはこんな感情が湧いているんだな」「私なりに善し悪しの判断をしている」と、もう一人の自分の目で眺めてみる。すると、その時には、すでに感情は自分そのものではなく、ある対象としてとらえることができます。心の中に「いま、ここ」につながっているスペースが生まれるのです。その時の自分は、エゴと結びついた「自分」ではなく、本当の自分自身だ、とトールさんは言うのです。

本当の自分とは、過去でも未来でもなく、「いま、ここに在る」存在です。過去や未来にとらわれ、思考や感情に動かされているエゴは、本来の自分ではないのです。

流れる水のごとく自由なふるまい

「いま、ここに在る」意識は、まさにとらわれのない心の持ち方といえますが、その具体例として、トールさんは『ニュー・アース』の中で白隠禅師《びゃくいんぜんじ》（江戸時代の臨済宗の僧侶）の逸話を紹介しています。大筋はこんな内容です。

白隠禅師の檀家の娘が妊娠し、子どもの父親は誰だと聞かれ、白隠禅師だと答えた。

それを聞いた娘の父親が激怒して、白隠禅師に「お前が父親だそうだな」となじった。白隠禅師は「ほう、そうか?」と答えただけだった。

噂は広まり、白隠禅師の評判は地に堕ちた。しかし、禅師は意に介さずに、落ち着き払っていた。

赤ん坊が生まれると、娘の両親は赤ん坊を禅師の元に連れてきた。禅師はその赤ん坊を慈しみ、世話をした。

一年が経ち、慚愧《ざんき》に耐えられなくなって、娘は赤ん坊の父親は近所の若者だと白状した。娘の父親は、白隠禅師のもとに駆けつけ、詫びて「赤ん坊を引き取らせてもらいます」と告げた。

白隠禅師は「ほう、そうか?」と言って、赤ん坊を返した。

という逸話です。

普通の人なら、濡れ衣を着せられた時点で、即座に「父親は私でない!」と反論し、抵抗するでしょう。あるいは、一年後に赤ん坊を返せと言われれば、慈しんで育てた赤ん坊に執着するのが普通です。

いずれにしても、相手の出方に右往左往し、「なんて不幸な出来事に見舞われたのか」と悲観的になるのが関の山です。

しかし、白隠禅師の態度は、ただ「ほう、そうか?」と、流れる水のごとく自由です。今この瞬間に起こっている出来事と完璧に一体化し、それゆえにどんなハプニングも、彼に何の力を振るうこともできなかったのです。

起こった出来事に抵抗しようとするからその出来事に翻弄されるし、幸か不幸かを自分ではなく、外部環境によって決められることになるのです。

白隠禅師のような境地には到底なれないかもしれませんが、少しでも自分の中の思考や感情を客観的に眺めながら、エゴの世界に同化するのではなく、「いま、ここに在る」世界に同化したいものです。

私たちのエゴは、過去の記憶や頑《かたく》なな思い込みによってつくられた「偽りの自己」ともいえます。そうした古い意識が、自分と他者を分離し、ひいてはすべてのいのちを循環してくれている地球環境そのものを破壊している根本原因になっているのではないでしょうか。

トールさんは、私たちがエゴから離れ、真に自由になって生きるすべについて、また、すでに新しい意識を持ち始めている人たちが出てきていることに関して、『ニュー・アース』の中で次のように述べています。

「自分の活動が自分自身だけでなく無数の他者の人生を豊かにし深めていることを感じよう。自分は回路で、形として現れていないあらゆる生命の源から発するエネルギーが自分を通して流れ、すべての人々のために役立つことを感じ取ろう」

「彼らの仕事はこの地球に新しい意識の周波数を根づかせる錨《いかり》となることだ。そこで、この人たちを新しい意識の担い手と呼ぼうと思う。彼らの使命は日々の暮らしを通じて、『ただ在ること』と他者との関わりを通じて、新しい意識を生み出すことだ。その仕事はまさにいま、ここに在ることを通じて広い静寂をこの世界にもたらすことだ」

エゴとは異なる魂の領域

私たちが、無意識に現実と戦ったり、過去や未来にとらわれてしまうのは、いつも顕在意識が優位になってしまっていて、深い潜在意識からのメッセージを見逃してしまっているからかもしれません。

過去や未来ではなく、意識を「いま、ここ」にとどめるためには、瞑想などによって、常にざわついている顕在意識を鎮静化することが大切です。それが、トールさんの言う「静寂」ではないでしょうか。

日々の生活の中で、瞑想などの習慣を持つことによって、心が安定し、平穏になりやすくなります。さらにいえば、意識的に〝心の源〟とのつながりを強めることです。

心の源は、潜在意識の奥底にある「魂」にあるのではないかと私は思います。

日常、私たちは感情と思考に左右される生活をしています。この状態がまさにエゴの世界・領域です。エゴの領域は、「いま自分はこう考えている」「こう感じている」などと自分で意識をすれば容易に感じることができます。

しかし、魂となると、自分でも実感するのが難しくなります。

一番奥底に存在する源である魂は、とても大事なものなのにもかかわらず、見えにくく、感じられにくい。その場所は、山に例えると山の中心であり、湖に例えれば湖の底に当たる、とても静かな領域です。この領域は、頭ではなく、自分の内側に入って、ハートで感じるしかありません。

ですから、歴史上の諸賢人たちは、しきりに「自分の内側に入りなさい」と示唆し、そして、そのための方法として瞑想を勧めているのです。

催眠は潜在意識を優位にする点で瞑想ととても似ています。誰でも自分で無意識に催眠状態になれるということは、誰でもが静寂な魂の領域に直《じか》に触れられるということです。大切なのは、心の表面意識（顕在意識）に支配されず、心の源である魂の声をいかにハートや全身で感じるか、その気づきです。

気づきは、魂からのメッセージをしっかりとキャッチした時に起きます。

「私は催眠にはかからない」と思っている人は催眠にかからないのと同じで、「人間は身体や思考の働きだけで生きている」「思考や感情が自分だ」と思っている人は、魂の存在を認めず、身体、思考の段階でとどまっています。これはいわば、ホップ、ステップまで来て、ジャンプまでなかなか行き着かない状態です。

その思い込みをはずして、「身体だけでなく、魂を持つ存在」としてとらえることができれば、簡単に魂の領域までジャンプできるのです。

私たちは霊的存在である

魂（スピリット）は、思考や身体（肉体）を離れた自由な世界。私たちの心の奥深くにある、外からの影響を受けない、いつも変わらない静けさと平安、愛と慈愛に満ちた空間（スペース）です。

山や湖に例えると、四季の移り変わりや波間に漂う浮遊物の影響を一切受けない、一定の温度に保たれた聖域。私たちが自分自身の中にある、その聖なる存在に気づくかどうか――。

もっとシンプルに表現すると、自分の本性が霊的存在であると認識できるかどうかで、それによって生きる意味や目的、人生の方向性も決まってくるということです。

精神世界では、よく「私たちは霊的存在である」と言います。

これは、スピリチュアリズムの霊的ガイドとして知られる、シルバーバーチが語った

「霊主肉従」ということです。シルバーバーチは、今から3千年ほど前に地上で生活したことのある霊体で、1920年からイギリス人のモーリス・バーバネル氏のもとで霊言現象を始め、以来60年間にわたって霊交会の指導霊としてさまざまな霊的訓示を残しました。

その一部が『シルバーバーチの霊訓』などのシリーズ本にまとめられていて、私が最も印象に残っている部分は、私たち人間は肉体が主ではなく、存在そのものが霊的なものであり、「霊主肉従」だと説いている点です。

「私は決して肉体ならびにその必需品を疎かにしてよろしいと言っているのではありません。肉体は霊の大切な道具ではありませんか。肉体的本性が要求するものを無視するようにと勧めているのではありません。一人でも多くの人に、正しい視野をもっていただき、自分自身の本当の姿を見つめるようになっていただきたいのです。自分というものを肉体だけの存在、あるいは、せいぜい、霊をそなえた肉体だと思い込んでいる人が、まだまだ多すぎます。本当は肉体をそなえた霊的存在なのです」（スピリチュアリズム・サークル「心の道場」発行『シルバーバーチの霊訓　霊的新時代の到来』より）

私たち一人ひとりの存在は、魂・精神が主であり、身体（肉体）はそれに伴っている――この、自分を霊的な存在であると認めるか認めないかが、人生の大きな分かれ目になるのではないでしょうか。医療においても、霊的な存在として向き合うかどうかで、病気に対するとらえ方や治療法もおのずから大きく変わってきます。

シルバーバーチの根本的な教えは、「苦労に感謝しなさい」ということです。苦労こそ魂の肥やしであり、人間生活ならではのさまざまな悩みごとや難問と正面から取り組み、自分の力で解決していきなさい、という力強いメッセージがそこにあります。

このように、スピリチュアリズムでは、魂の覚醒や成長こそが私たちの人生の目的だととらえます。

スピリチュアリティと医療

スピリチュアリズムほど厳格でなくても、スピリチュアリティが人生において大切だと感じている人は多いと思います。

私は、スピリチュアリティとは、「見えないものを信じる心」だととらえています。これは、文化人類学者の上田紀行さんが述べているスピリチュアリティの定義です。上田さんは、日本に癒しブームを巻き起こした方です。20歳代の頃にスリランカでフィールドワークをし、悪魔祓いの儀式に癒しの本質を見て、『スリランカの悪魔祓い――イメージと癒しのコスモロジー』（徳間書店）を著わし、そこから日本中に癒しという言葉が広がりました。

スピリットを霊と訳し、霊的としてとらえると、日本では誤解を招きやすいので、上田さんの言うように、最もシンプルに「見えないものを信じる心」としてとらえてみれば、一般に理解が得やすいのではないでしょうか。

私の場合は、「医療の現場でスピリチュアリティがどのように使われているか」から出発しました。すなわち、緩和医療におけるスピリチュアルペインやスピリチュアルケア、あるいはアルコール依存症患者同士の集まりであるアルコールアノニマス（AA）でのスピリチュアルグロースなどです。

そして、これらは「生きる意味の喪失」や「死後の世界への不安」などを対象としています。ですから、そこでのスピリチュアリティは、その人にとって「気持ちよくて心が平安になるもの」と言い換えることができるかもしれません。

たとえば、朝日に向かって手を合わせる瞬間とか、ぬかるんだ自然の田んぼに裸足で入って農作業をしている時の感覚、同じ問題を抱えている人同士で体験を分かち合う場、そんなささいな体験によっても心に平安が訪れ、自己治癒力が高まることがあるからです。

その意味で、スピリチュアリティを踏まえたこれからの医療は、目に見えないものの中に、心が平安になるものを取り入れていく必要があります。

私は、それこそがホリスティック医療であると思いますし、別の言い方をすると、「量子医学」と言えるかもしれません。量子とは、分子レベルよりも小さな、粒子性（物質の性質）と波動性（状態の性質）を併せ持つ物理的な存在のことです。

魂やスピリチュアルな存在は、この量子的な領域に属すると考えられます。

これまでの西洋医学の特徴は、主に身体（肉体）を診る医療で、これを古典的医学という人もいます。それは、西洋医学が古典的なニュートン力学と結びついているからで、あくまで見えるモノを対象とした物理学であり、医学だからです。

それに対して、単に身体以上の見えない部分、気や生命エネルギーなども含めたいのち全体を診ようとしているのが、ホリスティック医療であり、最先端の物理学である量子力学です。

3次元の仕組みや人間存在を見える部分からだけとらえようとすると、限界があり、それは誰の目にも明らかです。また、物理でも、ニュートン力学では説明できないことがあります。そこで、それを説明するのが量子論の世界なのです。

心理学・物理学・医学を統合する科学者

そのような見えない世界の科学と医学の共通点を探り、統合しようと試みる科学者も現れてきています。そのうちの一人が、『身体症状に〈宇宙の声〉を聴く』（日本教文社）の著者、アーノルド・ミンデル氏です。

ミンデルさんは、マサチューセッツ工科大学院出身の理論物理学者です。その彼が、心理学を研究して、さらに医学と最先端の物理学の3つを結びつけようとしています。同書の序文にはこう書かれています。

「心理学、物理学、医学という個々の分野を探求し、これら三つを結びつけたいと強く思うようになった。極めて微細な領域で私たちが経験すること、および素粒子物理学の両者に、非常によく似た基本的パターンが存在するという発見に基づいている。本書の第一の目的は、身体症状に焦点をあてることである。第二の目的は、心理学、物理学、医学などの分野を統合するアイデアを提案したい」

また、ミンデルさんは、あるがままの状態を受容する「タオ」（道教）からも影響を受けています。彼の基本となる考え方はこうです。

「医療に携わる者にとっての最も基本的な仕事は、病気を治すことではなく、自覚を鍛え上げることなのだ。身体症状は単に解決されるべき問題というだけではない。慢性症状は一種の〝考案〟すなわち意識の拡大（深化）を目的とした、一見答えようのない問いなのだ。そうした症状の多くは、私たちが日常的思考を手放し、自覚の力を高めて身体の内なる沈黙の力を知覚することを要求しているのである」

ミンデルさんの本の内容は難解で、訳も難しい日本語なので、私にとっては理解しづらい面がありますが、この本には、現在私たちが行っている催眠療法やソマティックヒーリングとよく似た内容について書かれているなと感じました。

ミンデルさんは、誰にでも分かる見える世界を「合意的現実」、見えない世界を「非合意的現実」と呼び、合意的現実における〝実時間〟と、非合意的現実における〝虚時間〟について次のように対比しています。

「通常の実時間は水平線として考えることができる。過去、現在、未来である。しかし、垂直方向の別の種類の時間がある。それが虚時間である。それは私たちがふだん経験しているような時間ではない。しかし、ある意味で、それは私たちが実時間と呼ぶものと同じくらいリアルである」「虚時間では、私たちはずっと自由である。ホーキングは相対性理論と量子論を統合する数学的な手法として虚時間を使った。それにより宇宙の誕生を説明した」

また、「虚時間は現実の時間や空間における『特定の点』に縛られていない。そうではなく、虚時間と結びついているのは、『ある特定の雰囲気』なのである」とも指摘しています。

これは、エックハルト・トール氏の言っている「いまに在る」ことと同じ意味です。つまり、私たちが通常使っている、過去、現在、未来の時間軸とは異なる、まったく別の時間軸（虚の時間）があって、そこで私たちは「大いなる存在」を感じることができるということです。雰囲気を科学する――ワクワクしてくるではありませんか！

釈迦やキリストの認識と共通するホ・オポノポノ

ミンデルさんは、一つの次元しか取り組まない医療を「単色の医療」と呼び、それに対して、夢からのメッセージをも考慮した多次元にまたがる医療を「レインボー・メディスン」と命名し、このような示唆に富む記述をしています。

「あなたの身近な誰かが困っているならば、平行世界であなたも困っている。それゆえ、誰かを援助するには、あなたにもまったく同じ薬が必要となる。クライアントがもってくる葛藤はあなた自身の葛藤であり、彼らが必要とするレインボー・メディスンは、あなたが必要としているものでもあるのだ。あなた自身あるいは誰かのものとしてこの瞬間に現れている葛藤を解決することは、あらゆる人の身体に影響を与えるのである」

この考え方は、精神世界で話題になっている「ホ・オポノポノ」の考え方とも一致します。

ホ・オポノポノは、アメリカの医師ヒューレン博士により紹介されたある種のセルフヒーリングの方法です。

その内容は、ヒューレン博士も言っているように、とくに新しい考え方ではなく、釈迦やキリストが言っている次のような認識が基礎になっているそうです。

①すべて宇宙から生じた。

②その宇宙は完璧である。それは「無」あるいは「無限」の状態である。

③人間も、その宇宙から生まれたため、誰でもが「完璧」である。

④私たちは宇宙の源である「神聖な存在」と直結している。その状態なら、インスピレーションを常に受けられる。

⑤ところが、私たちが経験した「記憶」、それは個人の記憶だけではなく、人類が経験した莫大な量の記憶が、「神聖なる存在」とのつながりを、ちょうど、太陽の光が雲

で遮られるように遮断してしまう。だから、いかにしてその「神聖なる存在」とつながり、そこからのインスピレーションを受けるか、それが記憶の「消去」と「浄化」である。

⑥「すべて起こることは自分に100%責任がある」。基本的にすべてはここにある。身の回りだけでなく、地球で起こること、さらに宇宙で起こることは、一人ひとりの責任なのだ。

⑦浄化する方法は、「ごめんなさい」「許してください」「愛しています」「ありがとうございます」、この4つのフレーズを唱えることである。これは、相手に向かって言うのではなく、自分の中の記憶に向かって言う。消去する内容に向かって唱えるのだ。これらは、一口に言えば「愛」だ。「愛している」それにすべてが含まれているという。消すための記憶を自分の中で「愛している」と言うことで、消去され浄化される。この時に、その消去する事柄は具体的に分からなくてもいい。

⑧朝、起きた時に浄化し、あとは問題が生じた時（これはすべて過去の記憶に起因している）、それを消去し、浄化すればよい。

量子論的に考えると、多次元世界の中から、自分の認識によってある次元を選択、確定していることになるので、「自分の主観が世界を創造している」ことになります。であるがゆえに、「自分が変われば相手も変わる」ことになるわけで、ホ・オポノポノも量子論で説明できることになります。

このような見方は、これからの目に見えない医学を科学する上で重要なポイントになるでしょう。病気をホ・オポノポノ的にとらえるとこうなります。

あなたが病気なのは、私の中の記憶に、あなたの病気の原因があるからだ。

だから、それを私自身が消去しよう。それがあなたに影響し、やがてあなたは病気から解放されるだろう。

つまり、病気は、過去の記憶が消去されていないことを示していて、病気を抱えた人と向き合っている医者は、それを自分自身の問題としてとらえ、自ら記憶を消去し、浄化を促されていると考えられるのです。

もちろん、医療現場においては、身体を診ることから始まることに変わりはないでしょう。しかし、それだけではなく、身体は宇宙からの借りものだととらえ、きちんとメンテナンスをしながら、さらにその大元にある「大いなる存在」「聖なる存在」を感じることが大切になってくるのです。

ミンデルさんも、著書の中で、「夢」や「変性意識状態」といった言葉を頻回に用いていますが、私たちの行っている催眠状態＝変性意識を利用し、なお、身体に働きかける医療（ソマティックヒーリング）は、その意味において最先端の医療であり、量子物理学というフィルターを通すことによって、理論的にも裏付けられる可能性があると思います。

医療の補助として導入されているスピリチュアルなヒーリング

実際に目に見えない世界を前提として行われているスピリチュアルな医療の一例としては、欧米などで補助的に行われているスピリチュアルなヒーリングが挙げられます。

現在、補完・代替医療の中で行われているスピリチュアルなヒーリングは、大きく２つのタイプに分けられます。

一つは、セラピスト（ヒーラー）が宇宙の存在とつながる媒介型タイプのものです。そこで、セラピストはただ導管となり、宇宙からの愛のエネルギーをクライアントに伝えます。

これは、ある決まった霊的存在や霊的グループにつながって、そこからの波動やエネルギーを伝える形ですが、その代表的なものがハリー・エドワーズ（前述）に代表されるスピリチュアル・ヒーリングで、主にイギリスやブラジルなどで盛んに行われています。このスピリチュアル・ヒーリングは遠隔での治療も可能となります。

一方、患者さんの潜在能力を発揮して病気を癒す方法もあり、現在私たちが行っているソマティックヒーリングはこのタイプです。誰でもが本来、自己ヒーリング力を持っていて、それに気づき、発揮させる方法であり、セラピストは、潜在意識を利用して本人が持っている能力を発揮できるようにサポートするのがその役目です。

また、脳波をシータ波にすることで、「すべてなるもの」とつながった状態で、天とのつながりを妨げている潜在意識下の思考パターン（思い込み）を見つけ、プラスに変更していくワークを行うシータヒーリングという方法もあり、日本でも医師が導入しています。

いずれのヒーリングも、医療の中ではまだまだ少数派で、スピリチュアルが大切なことは認めている医療関係者でも、他にどのような具体的方法があるのか暗中模索なのが現状です。

願わくば、標準的なスピリチュアルケアの方法論が一日も早く構築されるのを望むばかりですが、つまるところ、医療者も患者さんも一人ひとりがスピリチュアルな生き方を目指す中でそれが生まれてくるものなのかもしれません。

スピリチュアルな生き方とは、まさに白隠禅師《びゃくいんぜんじ》のように「いま、ここに在る」生き方であり、それにはどうしても自分の内面に入る必要があります。

自分の中の潜在意識の深みに入っていくことで、魂の領域に触れられる可能性がある。だからこそ私は、潜在意識の探究とクリアリング（解放や気づき）が一つの突破口になると考えています。

実際に、催眠療法やソマティックヒーリングを受けて、それに気づかれた患者さんも多いのです。

催眠は受ける人の学びの場であると同時に、セラピストにとっても常に学びの場です。どんな出来事や出会いも、学びの機会、気づきのチャンスとしてとらえることができれば、「いま、ここに在る」こともまったく不可能なことではないのです。

魂の学びのために

精神世界では、よく「魂は、地球、そしてこの世という学校に学びにきている」といわれます。私たちにとって、いろいろな体験はすべて魂の学びである、と。そして、今世で生まれる前に、それぞれの役割を決めてくる。とりわけ、ソウルメイト（類魂）と呼ばれる人たちの間では、いじめる役、いじめられる役などもあらかじめ決めてくるともいわれます。

しかし、いったんこの世に生まれてきてからは、それを覚えていない。

けれど、自分にとって憎いと思える人でも、その人はその役割を演じているにすぎず、その役割は誕生する前に決めてきたのだという「輪廻転生《りんねてんしょう》」の考え方です。

そのような考え方に基づくと、自分（エゴ）にとって不都合だと思えることも含めて、すべて魂の学びであると前向きにとらえられるようになります。

魂は、生まれる前に今世での課題を決めて生まれてくる。そして、今世での課題を終えたら、それがどの程度達成されたかどうかは別として、身体（肉体）はこの世あるいは地球にお返しして、また魂の世界に戻る。そして、魂が大きくバランスよく成長するまでそれを繰り返す。これは「カルマの法則」とも呼ばれます。こういった輪廻転生が真実かどうかは分かりませんが、古今東西の数多くの賢者たちによって、そのように語り継がれていて、退行催眠によってもそれを裏づけるような事例が数多く報告されています。

カルマの法則が事実だとすれば、がんも自分が作ったものである以上、自己責任であり、もしかしたら自分自身が設定した気づきのための課題なのかもしれません。

実際に、がんの催眠療法の体験者の方々の中には、潜在意識とつながることで自らそのことに気づき、それまでの生き方を見直される方もいます。

そこで、共通して見られるのが、死と直面したことによって周囲に対して感謝できるようになり、「おかげさまで」とか「ありがとうございます」という言葉を素直に口にできるようになることです。

そのような人たちは、過去の記憶にしばられたエゴからいったん離れて、「大いなる存在」や「聖なる存在」の雰囲気を感じ取っているに違いありません。

ですから、思考や感情にとらわれたエゴから離れるための一つの〝鍵〟は、普段無意識で使っている言葉を意識的に変えてみることです。

病気になって愚痴っぽくなっている口癖をやめて、「ありがとう」「おかげさまで」「とても嬉しいです」などの感謝の言葉に変えてみる。日常の会話でも、ネガティブな言葉や人の悪口などを言わないようにする。これが無理なく実行できれば、きっと心の持ち方も変わると思います。

これはもちろん、がん患者さんだけの問題ではなく、自分の魂から自分自身に対してのメッセージであり、古くから日本で言われている「言霊《ことだま》」の力です。

言霊は、文字通り「魂のこもった言葉」であり、純粋無垢《むく》な魂からの声をそのまま口に出せば、意識もクリアになり、本来のいのちの輝きを取り戻せるのです。

「大いなる存在」から生まれた一人ひとりの魂、その本当の自分の声を聴くには、潜在意識とのつながりを強く意識することです。

潜在意識につながった状態は、瞑想状態に近いので、瞑想をしながらじっとしていてもいいし、行動していてもかまいません。一日のうちでも、できるだけ長くこの状態にとどまって、静寂の世界に還る。そうすることによって、内なる自己との対話も可能になってきます。要は、日々の生活の中でいかに自分自身を冷静に見つめられるか、自分の深層を感じるか、です。

湖に例えると、湖底に身を置くこと。たとえ水面に波が立ったり、氷が張っても、湖の底の部分は温度も一定で、安全で守られていて、調和の取れた穏やかな静寂の世界。

ここを意識して、一日一日を過ごすことが自分の深層を感じることにつながります。そして、そのような意識がエゴに縛られずに、本来の自然の流れに乗ることだと思います。

自分の内側に入りなさい

流れに乗るというのは、すべてうまくいっているということを受け入れることです。

「すべてはうまくいっているよ！」

この言葉がけは、私の催眠療法の師匠である村井先生が必ず使う言葉です。「うまくいっているよ。とってもいいよ」とクライアントに話しかけ、励ますことで、クライアントの催眠がとてもスムーズに進んでいきます。

本当に、スピリチュアルな次元では、すべてはうまくいっているのです。

私たちは、自分で勝手に「うまくいっている」「うまくいっていない」を頭で判断していて、ほとんど自分のイメージ通りにいっている場合だけ、うまくいっていると解釈しています。

しかし、本当は、どんな状況であろうとも、すべてはうまくいっているのです。

いま、ベストなことが起こっている、と実感できた時、自然と「うまくいっているよ!!」という言葉が口から出ます。

催眠療法でもソマティックヒーリングでも、誘導者が心から「うまくいっているよ！」と声をかけることで、クライアントも「そうか。うまくいっているんだ」と励まされ、自信を深めてより深い催眠状態に入っていけるのです。

このことは、内視鏡の検査にも当てはまります。

私は、毎週、患者さんに上部消化管の内視鏡検査をしているのですが、検査前や検査中にどのように患者さんに話しかけるか、それによって検査の進み具合が変わってきます。

咽頭反射が強くて、内視鏡検査がつらそうな患者さんにも、「うまくいっているよ。よーく見えているからね。安心していていいよ。自然にもっと落ち着いてくるからね。そう、とっても上手」などと話しかけると、実際にうまくいくのです。

絶対にうまくいっているんだ。こちらがそう確信して対応する。すると相手にもそれが伝わる。それと同じことが、自分自身に対してもいえます。

「今の生き方でうまくいっているよ‼　それでいいんだ。最高にいいよ‼」と自分に静かに語りかける。すると、心の底からエネルギーが湧き上がってくるような感じがします。

自分で「こうしよう」と決めても、その後、何となく気持ちが落ち着かないこともあるでしょう。なんだかすっきりしない感じ。そんな時は、頭だけで考えていて、ハートでの感じ方と違っていることが多いものです。

顕在意識と潜在意識の間のズレといってもいいかもしれません。「何か変だなあー」と感じたら、その考えが熟成するのを待ってみましょう。

すると、スッキリすることもあるし、いや、やっぱり変だという思いが強くなることもあります。そんなふうにしっくりこない時は、たぶん流れに乗っていないのです。

だからといって、焦る必要はまったくありません。流れに乗れない時は、次の流れを待てばいいのです。サーフィンで、次に乗る波を待っている状態です。それでも、ちゃんと次の波はやってくるので、決して焦る必要はありません。

流れに乗っている時には、誰もが心地良さ、心の平安を感じます。

この状態が、まさにスピリチュアルな状態であり、スピリチュアルな医療を行ううえで、医療者側にも患者さん側にも必要不可欠なものだと思います。

そして、ヒプノチャネリングのように、スピリチュアルな意識が共鳴し合って、見えない世界の可能性が花開くのです。

この自然の流れに乗るということを、日々の生活の中でどれくらい実践し、自ら体験しているかが、結果的にその人の生き方を決定づけるのではないでしょうか。

これは、人から言われてできる話ではありませんし、書物やネット情報から得られるものでもありません。

あくまで本人が自分で意識し、体験して、実感するしかない世界です。

だからこそ、多くの賢人が一致してこう言うのでしょう。

「自分の内側に入りなさい」と。

すべては一つにつながっている

自分の内側に入ることで、普遍的な魂（スピリット）、大いなる存在そのものにつながる。

それこそが本来の生き方だと思います。

この本質につながることが人生を生きるうえでの基本であり、医療においても必要不可欠なことです。だからこそ、魂に焦点を当てるような医療が望まれるし、それがこれからのホリスティック医療のあり方ではないでしょうか。

本章の最後に、そのためのヒントとなる言葉が載っている、上馬場和夫著『やさしいアーユルヴェーダ』（ＰＨＰ研究所）から、人生における10箇条を抜粋・引用させていただきます。

これは、古代インドの伝承医学であるアーユルヴェーダの理論に基づいて、ホリスティック医学の指導者の一人であるディーパック・チョプラ博士が述べたものだそうです。

【人生における10箇条】（『やさしいアーユルヴェーダ』より引用）

①肉体の知性に耳を傾けなさい。

②今に生きなさい。

③純粋な静寂を味わいなさい。

④人に認めてもらおうとする必要はありません。

⑤もし誰か人や状況、環境に対して自分が怒りや敵意を感じた時、それは自分自身に対する冒涜だと考えなさい。

⑥愛するにしても憎むにしても、人に対する強い感情は、自分自身に対する反映であることを知りなさい。これらの関係性は、心の進化を高めるためのものなのです。

⑦無理に判断することをやめなさい。

⑧あなたの体を汚すことを避けなさい。

⑨ 恐怖が動機になっていた行動から、愛が動機になった行動に変換しなさい。
⑩ 物理的な世界は、我々の内なる意識の状態の鏡であることを認識しなさい。

そして、最後は著者の言葉でこう結ばれています。

「自分自身が大きな宇宙と一つであり、宇宙により生き、生かされている実在であることに気づかれ、感謝にみちて日々の幸福を生きられることを心から祈っております」

これらの言葉は、私たちが探し求めている世界は、大いなる宇宙、大いなる存在と一つであることに集約されていくのを暗示しているかのようです。

あらゆる存在が、あちらこちらに散らばっているのではなく、すべてが集合的に結びついている。このように、すべてのものがつながり合い、生かし合って存在していること、そして、魂の永遠性に気づくことができると、たとえどのような状況にあっても心が楽になり、安定した生活が送れるのではないかと思います。

そして、そのように、私の人生もうまくいっています！

あなたの人生も、間違いなく、すべてうまくいっています!!

たとえ、私やあなたがどのような状況にあろうとも……。

Part Ⅶ

がんの痛みを支える催眠療法

痛みを好きな人はいない

誰もが「痛み」はいやですよね。痛みが長く続いたり、強くなったりすれば、日常生活も脅かされます。ましてや、がんを患っていればなおさらです。

ですから、特にがん疼痛の場合には、できるだけ速やかに治療を開始し、患者さんが満足できるだけ痛みから解放されることが必要となります。それによりQOL（Quality of Life：生活の質）を高めることができるからです。

また、痛みはあくまで痛みを感じる人の主観です。ですから、患者さんの痛みの訴えを正直に信じ、信頼することがとても大切なのです。

痛みの分類

痛みにもいろいろな種類の痛みがあるのです。それでは、痛みの分類をご紹介します。

２０２０年国際疼痛学会では原因により三種類にわけられました。

○障害受容性疼痛：切り傷、打撲、骨折などの、炎症や刺激による痛み

○神経障害性疼痛：神経が切断、圧迫などの障害による痛み

○痛覚変調性疼痛：精神的ストレスなど、脳の痛みの処理に原因の在る痛み

私たちが日ごろ感じる痛みはこの様にわけられるのです。

がん性疼痛とは

では、がんに由来する疼痛（がん性疼痛）とは、どの様な種類の痛みがあるのでしょうか。

がんに関連している痛みはおおまかに4つの種類に分けられます。

1．がん自体が直接の原因となっている痛み：がんの浸潤や増大、転移など

2. がん治療に伴って生じる痛み：手術後の痛みや化学療法や放射線治療に関連
3. がんに関連した痛み：長期臥床による痛み、浮腫、褥瘡など
4. がん患者に併発したがんに関連しない病気による痛み：腰痛、偏頭痛、など

このように、ひと口にがん疼痛と言っても、がん腫瘍そのものの直接の原因だけでなく、手術や化学療法や放射線などの治療により引き起こされる痛みもあります。また、長くがんを患うことにより、がんそのものでない痛みなどいろいろな種類があるのです。

がんの痛みはどのくらいの頻度でみられるのでしょうか。

いったい、がん患者さんのがん性疼痛どのくらいの頻度で起こっているのでしょうか。

一般的に診察の段階で既に20～50％のがん患者さんが何らかの痛みがあるといわれています。進行がんになると全体では70～80％の人に痛みが増えます。しかも、痛みのあるがん患者さんでは80％は体の二か所以上に痛みがあるといわれています。また、60％では、その原因が複数みられます。

これらのデータから、がん患者さんの痛みは思った以上に存在しているのがわかります。誰でも避けたい痛みに対して、いかに軽くコントロールしていくかが課題となっています。

がん疼痛に対する西洋医学的対応

がん疼痛に対して、通常の西洋医学ではどの様に治療をしているのかをみましょう。がん疼痛の西洋医療の主役は薬物療法です。実際にはＷＨＯ（World Health Organization：世界保健機構）が提唱しているＷＨＯ方式により実施されることが基本になっております。

ＷＨＯ方式とは

ＷＨＯ方式では、70～90％の患者さんで効果的に痛みを軽くすることがわかっています。また、実際には痛みの強さに応じて、５つの原則があります。

⑴経口的に、⑵時刻を決めて規則正しく、⑶除痛ラダー（階段）にそって効果の弱い段階から徐々に強めていく、⑷患者ごとに個別に対応して量などを決めて行く、⑸その上で細かい配慮をしていく。

薬の内容は、最初（第一段階）は非オピオイド（非麻薬性鎮痛剤といわれる解熱鎮痛剤です）に鎮痛補助薬（抗うつ剤、こう痙攣剤、ステロイド剤）が用いられます。

中程度の痛み（第二段階）に対しては、軽度から中程度のオピオイド（麻薬性鎮痛薬：弱オピオイド、コデイン、など）に鎮痛補助薬が併用されます。

中程度から高度の痛み（第三段階）に対しては強オピオイド（モルヒネ、オキシコドン、等）に鎮痛補助薬が併用されます。

ただ、薬物療法で充分な鎮痛効果が得られない患者さんも10～30％みられます。

その他の治療法

この様に薬物療法で効果がみられない患者さんに対しての治療法としては、放射線療法、神経ブロックなどがあります。特に放射線治療はがんの骨転移にたいして痛みを和らげる効果があります。

補完代替医療としての催眠療法

WHOの3段階除痛ラダー（階段）が適切に行われたとしても、その効果は80％といわれています。一方、鎮痛目的として、西洋医学以外の方法として、補完代替医療が用いられます。

補完代替医療という言葉は聞きなれないと思いますが、日本補完代替医療学会では「現代西洋医学領域において、科学的未検証および臨床未応用の医学・医療体系の総称」と定義されています。

何だかわかりにくいですね。簡単にいえば、保険の効かない医療ということができます。補完・代替医療は西洋医学の鎮痛剤と併用することにより相乗効果を期待できます。

がん疼痛に用いられる補完・代替医療とは

食事療法、温熱療法、マッサージ、アロマセラピー、ヨガ、気功、アニマルセラピー、漢方医学、アーユルベーダ、催眠療法などがあります。これらは体に働きかける手法と精神面に働きかける手法或は両方に働きかける手法がありますが、いずれも体にやさしく、副作用のないものが殆どです。

痛みはどこで感じるのだろうか

「心頭滅却すれば火もまた涼し」、恵林寺の僧侶「快川禅師」の有名な言葉として残されています。心一つの置き所により火もまた涼しいと心の大切さを説いています。

催眠療法は「心」に働きかけることにより鎮痛効果が期待できるのです。

私たちは体のどの場所の痛みであっても、結局は「大脳」でその痛みを感じているのです。指先の痛みでも、痛みを感じるのは脳なのです。このように、痛みが伝わるしくみは脳と密接にかかわっています。ですから、痛みは、脳からの警報として捉えて、放置しないことが大切になります。

また、脳は容易にだまされるのです。私たちは脳に入った情報が、それが、本物であっても、偽りであったとしても、信じると体に反応するのです。

子供が軽い怪我をして痛みを訴えた時、母親が「痛いの、痛いの、あっちのお山に飛んで行け！」というと痛みが嘘のように軽くなり泣いていたのが、急に泣き止んだりします。

また、火傷を負った時でも、暗示と共に冷やすことにより感覚が麻痺することにより、痛みは楽になります。

この様に脳に働きかけることで痛みをコントロールできるのです。その事を利用しているのが、催眠療法なのです。

なぜ痛みに催眠療法が有効か

催眠療法は、痛みを感じる脳の細胞のネットワークに働きかけ、痛みの感覚を低下させることができるのです。このように、催眠は疼痛コントロールに応用するとめざましい鎮痛の効果を生み出す驚くべき手法といえます。

この方法が成功する理由は、思考や理由づけをつかさどる大脳皮質を迂回して、脳の大脳辺縁系（感情や記憶などの本能をつかさどる部分）に直接に働きかける「暗示」の力にあるのです。

大脳辺縁系は、大脳皮質より送られた知覚を通して命令を出します。また、暗示が外部からの情報を直接に辺縁系に働きかける作用があるのです。

催眠はすべて自己催眠

すべての催眠は自己催眠であるということは既に述べました。

では、催眠状態になるには、心と身体をリラックスさせることです。具体的には呼吸を用います。少し大きく息を吸い込み、吐く息は長く時間をとり全部を吐き出します。その呼吸を数回繰り返し、その後普通の呼吸に戻り、意識を自分の内側（ハートのあたり）に向け集中します。

それで、容易に催眠状態に入ります。誰でも簡単に催眠状態になれるのです。

疼痛軽くするための暗示の数々

催眠療法では以下のように数多くの暗示手技があります。

○感覚麻痺（身体感覚の喪失）

○無痛（身体の痛みの喪失）

○健忘（以前に体験した痛みの忘却）
○解離（意識的な気づきや体験の切り離し）
○解釈の変更（準拠枠の変化・痛みを感じる知覚の変化）
○時間歪曲（主観的な快適な体験の時間延ばし、痛みを感じる時間を減らす）
○感覚・生理的プロセスの変容（痛みの感覚の変化や生理的な変化を促す）
○痛みからの解放感や痛みと相反する記憶の喚起（痛みのない時の記憶を呼び起こす）
○注意のそらし、注意への没入（痛み以外の体験に注意を向ける）
○痛みの置き換え（他の部位や別の空間に痛みを置き換える）
○痛みからの解放・消失の未来の創造（前提、メタファ、イメージを使う）
○痛みと心と身体
○神秘的な体験

ミルトンエリクソンの催眠療法入門（改編）

この様な数多くの手法の中から状況にふさわしい方法を用いてがん患者さんに合った方

法を提供します。

手袋麻酔

催眠暗示を使った痛みを軽くする有名な「手袋麻酔」のスクリプト（台本）をご紹介します。

この方法は、催眠誘導後、感覚麻痺をもちいて、手の感覚を麻痺させます。それから、痛みの置き換えを用いて、他の部位へ麻痺した感覚を置き換えます。また、催眠が終えたら数を数えて催眠を覚まします。

誘導：あなたは視線を、自然に目に入った場所に向けましょう。目線はやや高い所に置きます。3回、深呼吸をして、ゆっくりと、そして3回目に息を吸ったら、3秒間、3，2，1，と逆唱しながら息を止めます。それから、目を閉じて、ゆっくりと息を吐きます。リラックスして、深い、安定した催眠状態に入ります。

しばらくすると、あなたの右手からあらゆる感覚が消えていきます。まるで、氷の入ったバケツに手をつっこんだように、あなたの手が麻痺して無意識になっていくのを想像してください。イメージの中でそれを感じていると、手がだんだんと重くなって木の棒のように、あるいは、厚い皮のように無感覚になっていきます。その感覚は始めは手のひら、そして手全体へとひろがります。

今から3つ数えます。3つかぞえ終ると、あなたの手はまったく無感覚になります。1，手がだんだん無感覚になります。2，すべての感覚が手から消えていきます。3，もう何の感覚もありません。何も感じません。

右手が無感覚になったら、その感覚を体の他の部位に移して、その部分を無痛にします。歯の治療でも、他の痛みなどに応用できます。体に触れなくても、イメージで自由に同じ効果が得られます。

解催眠：戻ってくるには、1～3まで数えます。そして、リフレッシュして、目ははっきりして、体力が戻り、意識もすっきり気持ち良く、目覚めましょう

A・M・クラズナー　改編

まず、暗示により右手の感覚を麻痺させ無感覚の状態に誘導します。私たちは経験的に冷たい水に手を入れていると痺れてくることを知っています。その感覚を想い出して、あたかも現在それが起こっていると感覚的にイメージをして頂くのです。正座をして足が痺れるのも経験として使うことができます。

一度、右手の痺れた感覚を感じてもらうと、その痺れた感覚を他の場所に移動できるのです。先ず、感覚麻痺から痛みの置き換えへと痛みの感覚を変化させることができます。この様な方法は歯科の治療や体表の手術などに実際に臨床的に用いられています。

終りに

がん疼痛に対する催眠療法について述べましたが、未だ、催眠療法そのものがまだ理解されていないのが現状です。ただ、痛みに用いる方法は患者さんに対する負担も少ないので、今後、さらなる普及が期待されます。

あとがき

本文中でも述べたように、私は、学生時代を含めると40年以上、外科医となってからも34年にも及ぶ西洋医学の中に身を置いてきました。この間に、身体・病気に視点を置く医療のよさを知るとともに、その限界も知らされました。

西洋医学では、先輩の先生方に手術技術の教えを請い、また、医学会での活動や医学書により知識を得てきました。標準医療に沿った外科治療をいかにミスなく円滑に進めるかが、当時の課題でした。

そして、15年ほど前からは、消化器外科から緩和医療そして補完・代替医療へと自分の興味と関心は移っていきました。身体だけを診る医療では何かが欠けている、そんな気持ちになったからです。仏像でいえば、肝心の目がない状態とでもいえるでしょう。「目に見えない大切な部分が欠けている」――そう感じていました。

それからは、人間全体を診るホリスティックな医療へと、自然に関心が向かい始めました。そこには、標準的な医療はなく、ただ、ホリスティックな山が遠くにそびえている。その山の頂はまだ見えなくとも、私の歩んでいるこの道は間違いなく山頂へと通じていると信じています。また、その山へ登る道は幾とおりかあって、その道は自分で探しながら、一歩、一歩、登らなくてはなりません。一人ひとりの登山道は異なるのです。

補完・代替医療について学んでいた当時、土・日曜日はほとんどセミナーの受講に費やしました。そこで学んだ大切なことは、心を探っていくには「潜在意識」を理解することであり、それには、催眠療法がとてもすぐれている手法だと気づきました。潜在意識が私たちの日常の考え方、行動を支配しているからです。

そこで催眠療法を学び、それを実際に患者さんに活かすようにしました。本書はその催眠療法を主体として書かれています。

私たちにとって、日々どのような気持ちで生きていくかが、最も重要です。たとえ難病であっても、穏やかで平安な生き方は選択できます。ですから、本書では、生きる上で大切な普遍的なことがらにも触れました。

この本は、ホリスティックな山を登っている現在の私の位置を示しています。その登山道の「道標」として本書があります。病気の人とともに歩み、病気の人から教えられる。今、そのように感じています。病気の人と私とが、ともに助け合い、教え合いながら、二人三脚でホリスティックな山を登っているのです。

この本は、単なる病気を治す特効薬が載せられているのではありません。病気の根本原因を探し、そして、そこからどうしたらいいのかの道しるべが書かれています。病気で迷っている人たちに、少しでもお役に立てれば、一人でも気づきが得られれば、本書の意図するところは達成されたと思います。

最後になりましたが、いつも温かく理解を示してくれる家族のみんなに感謝です。

補完・代替療法の先輩として励まし教えてくださるアドバンスクリニック前田華郎先生、催眠療法の最初の師・青木勇一郎先生、また、本法の知識と技術を学ぶ上で、多方面でご支援いただだいているホリスティックワークの村井啓一代表に深甚の謝意を表します。

さらに、一緒に催眠療法をしてくれている、西田美樹子様、本郷泰子様、奥山恭子様、高橋佳代子様、大野敏子様、宮井宏様、近藤栄治様、鈴木ひろえ様、池田千奈美様、中沢久仁子様、町田昌子様をはじめ、皆さまのおかげでソマティックヒーリングは育っております。ヒプノ・リーディングをともに行う中山千晶さんも貴重な才能を持たれた協力者です。また、石村りささん、素敵なイメージの挿絵、ありがとうございました。

本書を出版するにあたり、迅速にしかも丁寧に対応して下さった太陽出版の籠宮啓輔社長に心からお礼申し上げます。

そしてまた、この本をよりリアルに感じられるために、催眠療法の体験談を本書に載せることを快く承諾していただきました呉生さとこ様をはじめ多くの患者さん、クライアントさんに心より感謝いたします。

2023年3月吉日

萩原　優

参考・引用文献

『前世療法』『前世療法2』（ブライアン・ワイス著／山川紘矢・山川亜希子訳／PHP研究所）
『小さいことにくよくよするな！』（リチャード・カールソン著／小沢瑞穂訳／サンマーク出版）
『運命を拓く』（中村天風著／講談社）
『幸せはガンがくれた』（川竹文夫著／創元社）
『探すのをやめたとき愛は見つかる―人生を美しく変える四つの質問』（バイロン・ケイティ著／水島広子訳／創元社）
『さとりをひらくと人生はシンプルで楽になる』（エックハルト・トール著／あさりみちこ訳／飯田史彦監修／徳間書店）
『ニュー・アース』（エックハルト・トール著／吉田利子訳／サンマーク出版）
『シルバーバーチの霊訓―霊的新時代の到来』（トニー・オーツセン編／近藤千雄訳／スピリチュアリズム・サークル「心の道場」）
『身体症状に〈宇宙の声〉を聴く』（アーノルド・ミンデル著／藤見幸雄・青木聡訳／日本教文社）
『やさしいアーユルヴェーダ』（上馬場和夫著／PHP研究所）

著者プロフィール

萩原　優（はぎわら　まさる）

イーハトーヴクリニック院長。医学博士。広島大学医学部卒業。東京女子医大外科で３年間の医療錬士を経て、聖マリアンナ医科大学第一外科にて消化器外科、内視鏡的診断・治療、緩和医療に従事。第一外科講師、准教授を経て30年以上にわたり大学病院に勤務し、平成17年３月退職。平成18年９月から翌19年３月まで「森の診療所」院長を勤める。現在は聖マリアンナ医大客員教授。NPO法人ほあーがんサポートネットワーク代表。

日本外科学会専門医、日本消化器外科学会認定医、日本消化器病専門医、消化器内視鏡学会専門医・指導医

米国催眠士協会（NGH）認定インストラクター

米国催眠療法協会（ABH）認定インストラクター

国際睡眠連盟（IHF）認定インストラクター

米国アルケミー催眠協会（AIH）認定ソマティックヒーリング・インストラクター

日本メンタルヘルス協会公認カウンセラー

現代レイキ師範マスター

■イーハトーヴクリニック

診療科目 ： 心療内科 ・ 消化器科 ・ 内科

自由診療（健康保険は使用不可）・ 完全予約制

〒225-0002

神奈川県横浜市青葉区美しが丘 2-18-9 ニューライフビル 202

電話 045-902-7240

FAX 045-482-7620

ホームページ　http://www.ihatovo-clinic.com/

ブログ　http://plaza.rakuten.co.jp/ihatovoclinic

■催眠療法 ・ ソマティックヒーリング関連サイト

「ソマティックヒーリング協会」

https://somatichealing-jp.com/

現役医師が熱く語る

がん患者を支える催眠療法

2023年 3月31日　第1刷

[著者]
萩原　優

[発行者]
籠宮啓輔

[発行所]
太陽出版

東京都文京区本郷3-43-8　〒113-0033
TEL 03(3814)0471　FAX 03(3814)2366
http://www.taiyoshuppan.net/
E-mail　info@taiyoshuppan.net

[装幀・DTP]KMファクトリー
[印刷]シナノパブリッシングプレス
[製本]井上製本
ISBN978-4-86723-124-1

特典（音声）

心と体の関係について

真我とは、宇宙の叡智であり
神の心、無限の調和です。

プレゼントは下のQRコードを読みとってください

直接ブラウザに入力する場合は
下記のURLをご入力ください。

https://vimeo.com/802235532/32e2e7431d

※特典は予告なく終了する場合があります。お早めにお申し込みください。